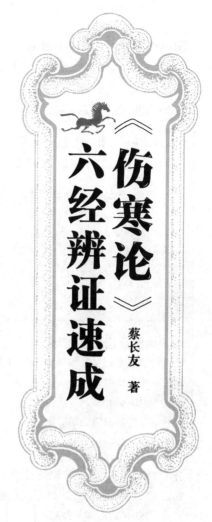

《伤寒论》六经辨证速成

蔡长友 著

U0194327

全国百佳图书出版单位
中国中医药出版社
·北 京·

图书在版编目（CIP）数据

《伤寒论》六经辨证速成 / 蔡长友著 . —北京：
中国中医药出版社，2023.12（2024.9重印）
ISBN 978-7-5132-8436-3

Ⅰ.①伤…　Ⅱ.①蔡…　Ⅲ.①《伤寒论》—研究　②六经辨证—研究
　Ⅳ.① R222.29　② R241.5

中国国家版本馆 CIP 数据核字（2023）第 184776 号

中国中医药出版社出版

北京经济技术开发区科创十三街 31 号院二区 8 号楼
邮政编码　100176
传真　010-64405721
河北联合印务有限公司印刷
各地新华书店经销

开本 710×1000　1/16　印张 13.75　字数 208 千字
2023 年 12 月第 1 版　2024 年 9 月第 2 次印刷
书号　ISBN 978 - 7 - 5132 - 8436 - 3

定价　58.00 元
网址　www.cptcm.com

服 务 热 线　010-64405510
购 书 热 线　010-89535836
维 权 打 假　010-64405753

微信服务号　zgzyycbs
微商城网址　https://kdt.im/LIdUGr
官 方 微 博　http://e.weibo.com/cptcm
天猫旗舰店网址　https://zgzyycbs.tmall.com

如有印装质量问题请与本社出版部联系（010-64405510）

作者简介

蔡长友，男，副主任医师。安徽中医药大学第三附属医院民间医药特色诊疗中心坐诊专家，全国中医药行业高等教育"十四五"创新教材《中医思维学》副主编，中国医药教育协会成人教育专业委员会常务委员。

拥有学院教育及秉承家传的研修经历，多年来致力于研习中医经典《伤寒论》《金匮要略》，并继承发扬。据医圣仲景六经辨证学术思想，经多年实践总结，创立颇具特色的"六经医学"，编写出版著作《伤寒论启慧》。2022入选《国医年鉴·中医药名人榜》，传播学术的足迹遍及国内外。

临证诊疗以大刀阔斧而又不失简洁轻灵的风格著称，对内、外、妇、儿科常见病及疑难病诊治独具心得。

内容提要

　　《伤寒论》为东汉伟大医学家张仲景所著，是中医学理、法、方、药较为完备的临床宝典。六经辨证贯穿《伤寒论》始末，是其精髓所在，也是中医辨证施治行之有效的方法论。

　　《〈伤寒论〉六经辨证速成》最大特色是能使读者快速学以致用，快速提高临床诊疗水平，让文字古奥、条文繁多的经典易学易懂。

　　本书是作者蔡长友副主任医师经多年临床实践总结，提出六经、六病、六证、六脉、六法、六方的精髓概要。面对疾病的复杂性与多变性，六经辨证的思维方法简明而清晰，把疾病概括为六大系统、六大病位，拓展了六经病的临床意义，解锁了经典与临床相脱节的困惑，为读者迅速迈入中医大门及中医疗效瓶颈的突破开辟了新的途径。

　　本书内容新颖，学术观点鲜明，临床实用性强，其中部分学术观点为作者多年实践探索与经验总结之心得，适合中医经典的研究者、中医临床医师及中医药爱好者阅读、参考。

前　言

振兴中医的呐喊不绝于耳，振兴中医的口号当今颇多，怎样脚踏实地振兴中医？世人当知，中医存在的价值终在解决疾病痛苦，中医的出路在临床疗效上。为真正意义上发扬中医、快速掌握中医治病本领，是该书写作的初衷。

因为近年来纯正的中医人才相对匮乏，不仅有些民众对中医没有信心，有些医者自身也信心不足，原因何在？治病疗效的瓶颈是公认的原因之一。有些中医药院校毕业的学生觉得中医没有出路，就改做他行。中医需要发展，中医临床实用型人才急需培养，迫在眉睫。

几千年的实践表明，中医的疗效有很多时候不可替代。当然，我们也必须承认，人世间有些疾病不是医学所能解决的。但中国古人创造的中医经典，是对人类生命健康最好的贡献。中医四大经典中，《伤寒论》无愧是一部活人济世的临床宝典，是中医圣经。

文字古奥的经典应该怎么学习？应该怎样把握《伤寒论》在临证治病中的运用规律？历代医家对经典的理解见仁见智，他们都留下了宝贵的经验，中医学发展到今天，许多前人功不可没。为医者要做到疗效的提升，就要踏实学好用好《伤寒论》。要谨遵古人正确的起点，进而挖掘、运用医圣张仲景《伤寒论》中六经辨证的学术思想。

六经辨证是《伤寒论》的精髓，使医者临证对疾病的辨治有规律可循。疾病有万千，症状瞬息万变，只有把握病分六经、寒热虚实的规律，才能临证不乱，于千头万绪中剥茧抽丝，立法用方，愈病活人。

六经辨证既贴近生活，简单直观，又有其深邃的理论体系。其中蕴藏着中医理法方药的整体思维。但是六经辨证要怎么才能快速掌握？经验告诉我们，要把复杂的问题简单化，从六经、六病、六证、六脉、六法、六方入手，以寻找其中规律。从六经学伤寒，从六经解伤寒。从简明扼要的疾病辨治规律中登堂入室。

中医既有博大精深的一面，也有贴近生活接地气的一面。我认为，学中医最好做到：先入门，能看病，有疗效，再夯实。任何事物都有规律，六经辨证就是治病规律。许多医者说六经，道六经，但是真正能够把六经辨证落到实处的又有几人？

蔡氏理论（需要说明的是，由于本人的经方学术体系与传统教材及经方大家的表述略有不同，故在书中及教学之时常称之为"蔡氏经方"或"蔡氏理论"，非敢自立门户，而是想做出温馨提醒：请读者们注意这种细微的不同之处。若出现谬误，由本人自己担责，非古人先贤之错也。）丰富了仲景六经辨证贴近生活的一面，根据仲景六经体系，又总结出了一些新的理论框架，使仲景学说易学易懂。但由于每个人的学习方法、理解能力不同，在学习六经辨证中难免会出现理解偏颇，或理解深度不够，因而贻误学习进程及临床疗效。

《〈伤寒论〉六经辨证速成》既阐释了六经宏观大局，又回答了六经辨证学习、应用中的若干问题，是学习中医经典、快速掌握六经辨证诊疗方法、提高治病疗效的必要读本。

真正的医理一定是大道至简，我们反对把中医弄得玄迷难解。尝试把复杂的问题简单说，以好学、好用为宗旨，让中医的学习不再迷茫，这是我们不懈的追求。这不仅是对仲景思想一种精度的提炼，也是一个打开中医临床之门循序渐进的突破口。希望大家一起努力，让中医经典焕发生机，从六经辨证简单、实用的角度把中医发扬光大。

该书力求理论与实践紧密结合，因此大部分章节配以本人临床实际病例，以帮助建立六经辨证思维、加强理解，使学习者能够快速掌握六经辨证诊疗方法，并能实践应用。

中医学是中华民族几千年来集体智慧的结晶。本人对《伤寒论》探索实践的浅薄体会，不敢自揣，希望能够对同仁研读经典有所启发与受益。因本人水平有限，不足与差错之处在所难免，望读者批评指正。

蔡长友

癸卯年十一月于苏州

目　录

第一章
六经本能与病位

第一节 六经本能

中国古人认为，人类的生命是物质与精神意识的高级融合。但就人体而言，无论是物质层面的皮肉筋骨，还是精神层面的心意神识，都是由阴阳交感、两精相合而成形的原始精气能量化生而来。

《伤寒论》所言之六经，并非单纯的经络概念，而是泛指人体表里与脏腑的关联、阴阳气的量变活动、三阴三阳生理与病理的变化。

什么叫六经的六大本能？本能就是生命缔造之初所携带的能量，也是人体与生俱来的能量。人从出生的那天起，这种能量就潜藏在人体脏腑。六大本能也是人体的六大元气，是人赖以生长发育的根基。六经本能是伴随人类从出生到青壮年、到老年的从弱到强，再从强到衰的一个过程。本能也相当于人类与生俱来的第一笔"储蓄"。

六经本能通常有两大功能。

第一种功能是作为人体储备的能量，不断外发、释放而充盈于人体的经脉、气道，以维持人体正常的生理功能运转。

每个人本能的强弱盛衰有着个体差异，这就带来了体质强弱的不同，也是形成体质属性的根本条件。比如有的人天生是阳虚怕冷体质，有的人天生是阳盛怕热体质等。因此，仲景在《伤寒杂病论》中指出"强人""羸人""尊荣人"等，以示不同的体质属性。

以麻黄汤为例，典型的太阳伤寒出现，强人就会有典型的症状，虚人则有可能会邪气直中三阴，这才有了前人说的"气同病异"。也就是感受的邪气相同，但是所发病情的程度以及症状不尽相同。如仲景原文第35条云："太阳病，头痛发热，身疼腰痛，骨节疼痛，恶风无汗而喘者，麻黄汤主之。"这就是六经不败、正气尚足的强人，此时应该用典型的麻黄汤发汗解表，以快速去除邪气。

如果一个人六经本能素虚，或因病致虚，感受太阳伤寒邪气之后，可能就见不到典型的麻黄汤证候出现。即使能出现如原文第35条所列证候，程度上应该也会有所不同，或者伴有心悸气短，四肢厥逆，或但寒少热。此时，典型的、标准的麻黄汤的原方原量、麻黄三两就不能使用，否则就会出现目陷、神疲、烦躁等。

了解六经本能，在临证中可以参考判断疾病的发生、发展与转归；可以帮助把握遣方用药的剂量；可有助兼顾六经系统各经的经气虚实。

第二种就是六经本能所形成的气化功能。许多人并不知道自己有这种本能，比如人的皮肉被刀刃划伤，流血不止，包扎后几日愈合，西医学叫人体的自我修复功能。中医把这种功能叫作人体气化功能。六经的气化功能，在人体发挥着重要的生理作用与六经感受邪气之后的排病祛病作用。这种功能的强弱，自然也受本能强弱的影响。

古代医家说，饮食入胃，化赤为血。把食物的能量转化为人体营养；把人体多余的水分化成尿液、汗液；把服用药物的药性发挥到各经各脏各腑，这都要靠六经的气化功能来完成。

如六经本能之气充足之人，三阴三阳可共同抗邪，协同愈病，构成人体正气驱邪的屏障。三阴三阳的本能之气可共同推动能量转换，推陈出新。本能之气充足，人体受了外邪多不会发展为六经坏病；受了外伤亦可快速而愈，多不会继发无法控制的感染。如果六经本能不足，则气化功能减弱，感受外邪会终生难愈，或发展为六经坏病。如有些因种种原因导致六经本能不足之人，或年迈体衰六经之气薄弱的老人，一个普通的感冒，可能就会导致六经坏病的发生乃至死亡；再如有些六经本能之气已衰败之人，气化修复能力亦减弱，此时不论外感内伤，或者自行发病溃疡，轻者伤口容易发炎，重者久不愈合。

曾有一读高中的少年，体质素虚，一次感冒后并发心肌炎，转入医院ICU病房时，由于家人不得进入，他让护士转告父母，写字台上的那些物品不能动他的，要等他自己整理，等等。结果令人惋惜，一周后竟然去世。

也曾见一身强力壮的小伙子，在一次搬移药柜子时，挤破手指，皮开肉绽，血流不止，但简单包扎后竟然一夜而愈，创口修复如常。

本能不足，经气虚败之人，不论是跌破划伤，还是蚊虫叮咬，往往久难愈合。再比如六经坏病引起的脱疽溃烂没趾、疮疡塌陷难收、脏结脓疡溃破等，这都是六经本能已败，或三阴三阳偏衰，难以复原。

只要人体六经的本能不败，人身有常疾亦为正常。因为人的阴阳气血，常需要保持动态平衡，常人小疾也是人体阴阳气血动态平衡的自我调节。许多常病小疾的出现，甚至是机体保持健康的必要条件，只要正确地调和六经，便可迅速痊愈。因此，六经本能不败，是许多疾病应手而愈的先决条件。如果人体的慢性炎症久不得消，痈疽肿毒久治不除，某种功能障碍百治不效，气血阴阳久虚不复，都要考虑六经本能衰败，气化不利，营卫难和，正气难复。

根据个体的差异，能量有强弱、盛衰之分。从婴儿呱呱坠地，就有六经本能，但此时脏腑未全，形气未充，随着生长发育，脏腑本能之气亦渐充渐强。六经本能根于脏腑，外发则充斥于血脉，充斥于经络，充斥于肌腠。因人有高矮胖瘦，气血有强弱盛衰，所以就形成了六经本能之气的个体差异。在生理状态下，有的人经满气足，抗邪有力，疾病少侵；有的人则经气虚弱，易感外邪气。

本能的强弱，除了和与生俱来的体质相关，也与后天的饮食起居、不当耗伤、疾病影响等密切相关。因此，六经本能不败，有病好医。若六经本能大衰，病邪多容易发展为六经坏病，百药难医。如仲景在《伤寒论》条文里的描述——"不治""难治""死"等。

所以保护六经之气，亦是保护本能之气。本能的能量，是以气的形式外发，充斥于经，又叫"经气"。太阳经的本能之气，是由膀胱腑本能能量外发而产生；阳明经气，是由胃腑本能能量所外发而产生；少阳经气，是由胆腑本能能量外发而产生；太阴经气，是脾脏之本能能量外发而产生；少阴经气，是肾脏本能能量外发而产生；厥阴经气，是肝脏本能能量所外发而产生。六经之经气皆根于脏腑、禀于元气。

第二节　六大病位

六大病位，是指以六经的每一经而划分的病位，也是疾病所反映在人体的六大不同部位的不同表现。当然，我们必须要知道，人体的脏腑经脉、四肢百骸都是相互关联而协同存在的，但是我们也必须要知道，它们之间既有着独立的功能划分，又有着不同的能量差异，也有着阴阳的属性之别。

从大的病位、大的规律而言，太阳、阳明、少阳，三阳主外；太阴、少阴、厥阴，三阴主内。

一、太阳经腑病位

太阳经腑的病位概念有三。

一是太阳经气所过之处，生理、病理是太阳所主。如《黄帝内经》表述："膀胱足太阳之脉，起于目内眦，上额，交巅……"因此，按照六经找病，头痛头晕、颈椎病、多种眼病、脑梗死、腰痛病等，多是依照太阳病的思路辨证论治。

二是太阳经主一身之表，通于十万毛孔，为人体卫外之藩篱。人体外在体表，从太阳病大的病位思维出发，有些证候可以从太阳而论。临证中如不明原因的全身体表外证疼痛、麻木、多汗或无汗证，皮疹、癫癣、赘疣等，亦可常以太阳病表证的思维方法辨证求因。六经找病，此法既有别于传统的时方临证思路，又可收到较好的临床效果。

如愚曾诊治的一个肺癌患者，见有咳嗽、咯血、胸闷、气短、全身乏力，经西医学检查确诊为肺癌晚期，并认为已经没有手术价值，而寻求中医治疗。患者主诉：全身体表皮肤、肌肉疼痛难忍。诊见患者形体消瘦、面色苍黄、情绪焦虑、经脉拘紧、表实无汗、脉象弦浮而紧。我判断这是典型的太阳经气虚弱，长期带着表邪所成之疾病。在该用桂枝汤的阶段没有去用，虚邪表证被一误再误，太阳病邪当然可以损于太阴肺脏。正如仲景原文第387条所说："吐利止而身痛不休者，当先和解其外，宜桂枝汤小和之。"

此时的辨治思维不能被肺癌的病名所干扰，我立法是先解表，利太阳经气，让患者营卫调和、大气一转，能添正气抗邪。愚当即用方葛根汤加小柴胡汤，一周七帖药服用下来，患者每天身有微汗出，全身疼痛立消。

三是膀胱腑之实质脏器。古人说："膀胱者，州都之官，津液藏焉，气化则能出矣。"关于"气化"一词的含义甚深，其实六经皆有气化的功能，但是足太阳膀胱腑对气化的表现是十分突出的。津液藏于膀胱，要使津液"出"主要依靠膀胱自身的化气功能，完成能量的转换。但单纯依赖膀胱腑的气化功能还是不够，这个过程的实现，还要有足少阴肾的功能作用来共同完成。

中医思维下的膀胱腑，对津液的气化过程是，膀胱腑的津液有清浊之分，膀胱气化充足，再加之少阴肾阳的温煦，就会使有用的津液变成水津上行，濡养人体，无用的部分则形成尿液排出体外。因此，膀胱腑既为太阳大病位的组成部分，又为太阳经气外发的本源。其实按照太阳大病位而言，亦包括膀胱的旁邻组织，如前列腺、盆腔等。保持膀胱经腑不败，气化良好，是六经不病、有力抗邪的基本前提。

我曾诊疗一位六十多岁、前列腺增生肥大的男性患者，患有小便不利，排尿艰涩难出，严重时尿频尿急，排尿疼痛。患者从未接触过中医，患病首先想到的是西医治疗。在口服消炎药、打针输液未愈的情况下，又做了手术。未料在做了前列腺手术过后，一段时间下来，仍然不能解决排尿困难的问题。此时经人介绍找我诊治，查其舌脉，脏无他病。按照太阳病邪气入腑化热，为其立法用方，五苓散合方导赤散。此方用上不足十天，小便通畅，痛苦立解，按此方再用十天，小便畅利而痊愈，患者在感激万分的同时，又感慨中医的疗效让他始料未及，并表示有了这次看中医的经历，使自己对中医药肃然起敬。

在临床中，前列腺炎、前列腺肥大、前列腺增生、尿路炎症、血尿、遗尿、尿滴沥、尿等待、尿路结石等，按照六经找病，可常以太阳膀胱腑病的思路辨证施治，立法用方。

太阳的主要功能是抵御外邪，通调水道。太阳经气充盈则外邪难侵，太阳经气虚弱则易感六淫邪气。太阳膀胱之腑能量充足，气化蒸腾，则可发挥良好的通调水道、布散代谢水津之功能。若膀胱腑气虚衰，本能不足，则气化无力，水津不调，或水液潴留，或津散失水。

太阳与少阴互为表里，具有生理上相互络属的关系，病理上也相互影响。

基于足太阳膀胱经与腑的病位、功能特点，形成了以足太阳为基础的生理、病理这一大系统，临证则以太阳病来概括。

二、阳明经腑病位

阳明经腑的病位应该从两个方面来理解，一是阳明经气所过之处，皆可以阳明经病位来理解看待。阳明病在病理上对面部、中焦的影响尤其明显。因此，愚在治疗黄褐斑、老年斑、面部长疙瘩、面部长粉刺等多数以解阳明经邪气来立法，实践表明收效亦十分良好。

如有些面部痤疮的患者，若久治不愈，面颊会"坑坑洼洼"，似瘢痕连片。按照西医学多认为是皮下脂肪溢出，分泌过多而引起的皮肤及毛孔炎症。但治疗起来尽管消炎药、维生素类口服，激素药膏外搽，也是收效甚微。中医时方的治疗思路清热解毒往往亦收效不佳。如果我们转换个思路，按照六经辨证，面部为阳明的大病位所主，并以此来立法用方，多会效果非常。

我曾网诊治疗一位二十六岁的小伙子，他是在校研究生，因面部痤疮严重、瘢痕连片而不敢出门。自诉面部油垢，毛孔粗大，个别疮疖时有红肿热痛。痤疮反复发生，旧愈新来，留有瘢痕。在外涂多种膏剂及口服消炎药无效的情况下，开始用中医治疗。由于网诊脉象不知，按照六经辨证，面部阳明所主；痤疮红肿热痛多为阳明经有邪气，久而不愈、面部油垢多是阳明气分化热。解阳明经中之邪用葛根汤，消阳明气分之热用白虎汤，两方相合为主要思路，初期剂量可大，十多天后小剂量以调治。两个多月治疗下来，疗效理想，小伙子面部变得光滑干净，开心之余还赋诗一首："痤疮之疾乱我心，百治不效心如焚，感恩中医来如愿，追我前程步履轻。"

第二是阳明胃腑相关联的大小肠腑，皆为阳明所主，在生理、病理上当然可以阳明而论。如在临证中，治疗胃腑、肠腑寒热虚实的许多疾病，以阳明的大病位为主来循经找病、辨证论治，思路更明晰，疗效更确切。从功能而言，胃主受纳水谷，化生营卫。但阳明为燥土，易化热化实。因此，仲景原文第180条表述："阳明之为病，胃家实是也。"这是阳明病的总纲。阳明胃腑乃水谷之海，后天之本，本能之气应当良好保护，后天的营卫化生，病邪的转归，与阳明的关系密切。如果阳明经气充足，抗邪有力，则邪不传经。但如医者投方有误，在太阳病阶段误汗、误下，损及阳明正气，亦可使邪气转属阳明或者滋生他变。

反之，若阳明经腑功能衰弱，本能衰败，常殃及太阴脾土，则令中焦化生不足，食纳不佳或营卫虚弱。

由阳明经、阳明腑所构成的阳明病位，由阳明气化、能量所构成的功能，以及阳明所处的阳气量变阶段，共同形成了阳明的这一大生理病理系统，并有感受邪气易于变化急剧的病理特点。

三、少阳经腑病位

从三阳大的病位而言，太阳经在后，阳明经在前，少阳经在两侧。

在三阳之中，少阳经腑的病位有所不同，是由实质性的胆腑、气化循行的胆经，以及表里相互络属的肝之余气所构成。

少阳病位在内则是以胆腑为主，络于肝而影射于右背。肝下藏胆，肝胆相连，胆病及肝，肝病及胆，二气相交，因此，少阳病位常连于肝气。

少阳的大病位外在体表应包括身体两侧，胁下、肋间，肩臂外侧、颈项两侧及两耳上下。

我有一弟子，为一个患者用大柴胡汤加味医治其他疾病。出乎意料的是，患者经过服用中药一段时间后，原本长在耳下多年的一个囊肿竟然被渐渐消掉。此应为少阳经邪气所聚，因大柴胡汤善治少阳经、腑疾病。祛胆腑热邪，利少阳经气，使少阳经气流利，邪气疏解，囊肿随气而消。

就少阳的功能而言，少阳虽为一个小小之阳，但在三阳病的传经中，负责截断病程传入三阴，或减缓病邪来势。如《伤寒论》少阳篇第270条所云："伤寒三日，三阳为尽，三阴当受邪，其人反能食而不呕，此为三阴不受邪也。"

如果胆经不虚，胆腑不郁，就能够使热邪寒邪随气化而散。少阳又主情志，胆经胆气不郁不积，人会自觉情志和谐，心情愉悦。若少阳经、腑邪气常滞，则情志不畅，郁气不舒。少阳之气亦关联脾胃受纳，少阳病邪可引起食不知味，默默厌食，或食后胁肋胀满，或嗳气频发、善太息等。如《伤寒论》原文第 96 条所描述："伤寒五六日……胸胁苦满，默默不欲饮食……"

少阳胆腑及胆气外发之经脉，与表里络属的肝之余气，共同构成了少阳这一生理病理系统及少阳大病位。

四、太阴经脏病位

太阴在脏为脾，太阴的大病位是由太阴经与太阴脏的经气外发及所相关联的肢体部位而构成。太阴脏的本能之气向外发散，充盈太阴经脉，气行经道，所过之处为太阴所主。

四肢末端为阴阳气化循行的交接之所，太阴为三阴之始，故太阴又主四肢。

2015 年春天，有一年过六旬的老妇人，因四肢奇痒难耐来诊。他医按照皮癣治疗，曾用中、西药及外搽膏剂不愈。主诉四肢瘙痒，遇风加重。抓挠后起干皮红疹，甚则手脚趾头指丫处干燥脱皮。刻下诊见其形瘦脉缓，脏无他病，我辨证为太阴不足，营卫不和，经虚化燥，脾津不荣。以病在四肢为主，可辨为太阴，用方：桂枝汤加防风、当归。七帖药服完，瘙痒大减，继续服七帖基本而愈。

太阴乃三阴之首，为生命后天之本，亦为谷本之源。太阴储备精微能量，古人云："脾藏膏脂半斤。"太阴最重要的功能是摄纳水谷营养，化生后天津精能量，供给人体营卫精华。手太阴为肺，手太阴与足太阴协同，调节水津，运行精微，收敛气机，稳固呼吸意义重大。

太阴主四肢，如《素问·太阴阳明论》曰："四肢皆禀气于胃，而不得至经，必因于脾，乃得禀也。"因此，太阴的经气足，四肢活动自如而有力。太阴不论于人体后天根本，还是于六经的经气化生皆有极为重要的意义。

若太阴本脏虚损，必致太阴经气虚弱。太阴经表不足，人体同样易受外感。因为中焦营卫虽然不如太阳能量是为抗邪的第一道防线，但是中焦能量亦是中阳之气，可随经外发，抵御邪气。如脾胃常虚之人，易于常受外感，而且感冒少见发烧，其证如太阳风。如仲景原文有云："太阴病脉浮者，可发汗，宜桂枝汤。"

太阴为病的规律是寒多热少，寒多为虚寒、慢寒。太阴之热，多见茵茵文火，日积致久，手足自温而汗，口唇朱红而糜，腐秽自成，下利黏腻。

太阴脏及太阴经循行所过之处、胸腹四肢，共同构成了太阴这一大的生理、病理及病位系统。

五、少阴经脏病位

少阴在脏为肾，少阴又为生命之源、脏腑之根。少阴的病位应该从三个方面来立论。

一是少阴实质的心、肾之脏。

二是少阴所外发之经。

三是精神层面的神。

少阴脏实存可见，少阴经以穴可测，唯神存而不见。在少阴有病的情况下，热化可扰乱心神，寒化可神气涣散。

我曾治疗一肺癌晚期患者，男，七十一岁。因为胸闷乏力入院检查，确诊肺癌晚期，因广泛转移而无法手术，在进行多次化疗后体质急剧下降、低烧不退的情况下而转求于我。患者卧床不起、精神萎靡、低烧畏寒、四肢冷、语无伦次、循衣摸床。此时我诊为病入少阴而又兼带表证，阳气虚而神无以依，见心气涣散。当即开方麻黄附子细辛汤加生晒参，患者服药一碗后，当晚前胸后背微微汗出，低烧退，神智清，状态大大好转。

少阴的主要功能有三：一是储纳阴阳元气，即藏精、纳气；二是温煦脏腑及肢体百骸；三是受元阳之气而摄养精神。

人禀先天之精生，禀后天水谷之精长。古人称先天之精为"天癸"，把水谷精华称之为后天之精。禀先天与后天之精才能共奏生命的"生、长、壮、衰、老"。但六经辨证所言少阴，注重本能与经气的重要作用。因少阴所主先天之精，是为生命形成的本源，故我们亦常强调"精满气足""保精惜命""真骨空"皆与人体的健康息息相关。

机体阳气的温煦，阴精的濡养，脏腑之气的摄纳之根都在少阴。古人曰："肺为气之主，肾为气之根。"少阴虚衰，本能不足则气无所纳，临证如见久病虚喘、坏病神散、暴病气竭，皆为少阴肾气不纳，本能无根所致。

少阴本能藏元阳而护内，少阴经气充经道而外发，温膀胱而御外，养百骸而暖固周身。

少阴生理病理大系统的形成，由少阴经、脏，以及经气外发所关联之部位共同构成。

六、厥阴经脏病位

厥阴在脏为肝，厥阴的病位，应包括厥阴之脏、厥阴经脉及经气所及之处。

厥阴脏谓之肝，藏精血，摄情志。在三阴三阳中，厥阴病易于生变。古人云：肝体阴而用阳。厥阴肝又为阴阳之脏，易寒易热，易虚易实。厥阴本能之气外发，充于经道、灌注经脉、流利四肢、濡养胸腹、通利阴窍、盈经生乳而共同构成了厥阴生理病理的一大系统。

厥阴与少阳相互络属，厥阴正气当足，阴阳和谐，则可利于胆腑之气。肝下藏胆，厥阴精气化生精汁储于胆腑。少阳之气常护厥阴，少阳邪气有余，亦可病及厥阴。厥阴为病也可累及少阳，少阳胆腑之邪常化热，亦可灼于厥阴。少阳邪气久带有累于厥阴，如临床上常见西医学所说肝囊肿、肝脏钙化灶、肝血管瘤等疾病，亦与少阳胆气不利有关。厥阴邪气损于少阳者，临床则常见肝管结石、胆道闭锁、胆囊息肉等。

厥阴之气随血濡筋，亦紧系人体诸经脉、经筋。古人云："肝主身之筋膜。"再如《素问·上古天真论》曰："七八，肝气衰，筋不能动。"

2011年7月，我治疗一位安徽患者，青年男性，看上去身体健康无病，主诉是双手向内弯曲，难以伸直。手指弯曲而僵硬，不痛不痒，经检查没有风湿、类风湿疾病。

　　患者自营店面做生意，找给顾客零钱及拿东西都极不方便。舌脉既无异常，似乎除了手不方便而无证可辨。后经仔细问诊得知，患者每逢冬天手足怕冷，双手常生冻疮。按照六经找病，厥阴寒证手足常冷，厥阴经气虚而不至，经筋失养，即可致双手僵硬弯曲，不得伸展。按此立法，温通厥阴经脉，濡养经筋。用方当归四逆汤、小柴胡汤加味。15 帖 15 天，煎服。药后收效良好，双手基本可伸展。

　　以方测证，以效测法。二方相合，调理厥阴兼疏利少阳，肝胆之气和谐，经筋得以舒展。

　　厥阴生理病理这一大系统，是由厥阴肝脏、肝经及经气所过之部位所共同形成。

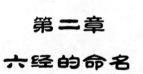

第二章
六经的命名

　　仲景《伤寒论》所示，六经理论源自《黄帝内经》。人体有十二正经，加上任督二脉，共十四经脉。六经辨证讲的是人体三阴三阳的六大规律，广义地理解，其实医圣仲景所言六经，绝不是单指经络，是借足六经之名，来阐述人体疾病的六大规律各自的发病证候与特征。但为什么仲景要按照足六经来立论呢？《黄帝内经》有云："人生于地，悬命于天，天地合气，命之曰人……"万丈高楼平地起，参天大树必有根。论足六经才是有根的医学。

　　足三阳：太阳→少阳→阳明。

　　足三阴：太阴→少阴→厥阴。

　　足三阳与足三阴合称，谓之六经。那么，著书立说的古人，为何会以此三阴三阳来命名呢？这是因为中医讲"天人合一"，也就是自然环境对人体的生理与健康产生着必然的影响。人体的生理与病理亦对应着大自然阴阳、寒热的量变规律。众所周知，大自然最显著的规律，是一年中四季春夏秋冬的规律，一月中月缺月圆的规律，一天中白昼与夜晚的规律。影响人体生理与病理的还有七日规律。如《伤寒论》原文第 8 条表述："太阳病，头痛至七日以上自愈者，以行其经尽故也……"

　　在一天之中分为一昼夜，十二个时辰，从日出到日落，再从日落到日出，有着昼夜交替、阴阳流转的变化规律。智慧的古人仰观天文，俯察地理，中知人事。他们由自然界阴阳气的量变规律，划分出三阴三阳。这既对应着人体阴阳气化、气血流转、脏腑功能运行的生理病理规律，也概括了人体诸多的疾病现象。

　　六经的命名，是古人对大自然的感性认识，也是对大自然影响人体阴阳气化概念的基本概括，亦是阴阳气量变关系的划分，并以此来把握疾病发生、发展、转归的规律。如《素问·生气通天论》曰："故阳气者，一日而主外，平旦人气生，日中而阳气隆，日西而阳气已虚，气门乃闭……"此段经文论述了人体阳气在一天中的量变规律。

病有千头万绪，临证方药万千，如果不能够按照规律对疾病进行辨证施治，作为医者就难以做到见病知源，理法明晰。

一、太阳

六经中的太阳，是指膀胱足太阳之经腑及其相关联的部位。那么，古人为何要用太阳来命名呢？是因为在每一个昼夜交替之中，早晨日出东方，太阳冉冉升起，一轮红日蕴蓄温热能量。上午的太阳，能量最为充足，阳光普照大地，是一天之中阳气储备最充足的阶段。古人在防病治病的过程中，认识到太阳积蓄的能量，就像人体膀胱之经腑，聚蓄能量气化充于肌腠，护卫体表。因此，古人就把膀胱的能量气化、功能作用加以引申，以太阳来命名。

二、阳明

何为阳明？简单地讲，日到中天，最明最亮。中午烈日高悬，太阳炽热明亮，是一天之中阳气最鼎盛的阶段。一如人体胃腑、胃气，腐熟水谷，无热不能消化，无能量不能腐熟。因此古人把胃腑以阳明而命名，是代指阳明经腑，本能旺盛，多气多血，本性常热，如中午的太阳热量强盛。

但物极必反，正如古人所言物壮则老。当阳气达到鼎盛阶段后，即是走向渐衰的分水岭。

阳明病的特性是以热化为多，所以，典型的阳明三证都是热病。阳明也有寒化，多见于中阳虚损、三阴久衰，或正气大耗。

六经中的阳明，应包括以胃、肠为主，或从口腔到肛门的消化道。

三、少阳

六经中的少阳，是指阳气的不断减少。从中午阳气的鼎盛，到夕阳西下，至傍晚阳气逐渐减少，此时阳气仍存，夕阳虽好，但已近黄昏。这是一天中阳气衰减的末期阶段，只能称之为"少阳"。

人身之胆经胆腑的功能，犹如傍晚阳气渐弱的夕阳，能量相对不足，易感表邪而又易于变化入里，虚实易见，寒热易现。

少阳是三阳的最后一阳，在三阳之中阳气弱小，因此少阳不但常易感邪气，最易于长期带病，或发生少阳病过经之变。因此，古人对胆经胆腑的生理病理功能概括，即以"少阳"来命名。

四、太阴

何为太阴？太者过也，即"非常""特别"的意思，指事物有过之而无不及。一天之中，阳气渐尽，至夜入阴。上半夜阴气至盛，故名太阴。古人把太阴对应脾脏。脾乃后天之本，五脏水谷精气之本源。

脾为太阴湿土，阴中之至阴。饮食水谷全部依赖于脾运化生。人的后天体质根本，脾不能败，脾败者大气必衰。肺脾相关，脾败日久肺必病，中焦营卫常常而虚。

古人以上半夜至盛之阴，来概括脾的生理病理功能。如《素问·金匮真言论》说："腹为阴，阴中之至阴，脾也。"因此，在六经命名中，把脾命名为"太阴"。太阴为后天营卫、能量的化生之源，储存水谷精华之地，故此古人曰：脾藏膏脂半斤。

五、少阴

少（shào）阴，又叫少（shǎo）阴，是指阴气不断减少。一天之中，日为阳，夜为阴。从入夜阴气至盛之太阴，阴气渐减到午夜，称为少阴。

少阴是当日与次日的分界线，即一阴跨两日；比如岁末除夕，午夜分二年。新年除夕的春联亦有"一夜连双岁，五更分二年"之对联。午夜为第二日伊始，日之起点，孕育存真，一元裂变，化为两极，两极对立统一，化生三界万物。少阴静为阴阳之源，少阴动为阴阳化生，因此古人说少阴乃水火之脏，藏真阴真阳。

古代医家认为，世间万物皆是由天地之气相合的化生，人体皆对应着天地四时、昼夜阴阳转化之气。因此，在六经命名中，把肾命名为少阴，以一天之中的阴阳气的量变中，少阴最能概括肾的生理、病理的功能表现。如少阴为病，阴盛则寒，阳盛则热。因此，古人将与之对应的肾命名为少阴。

六、厥阴

六经之中，为何把肝的经、脏以厥阴来命名呢？少阴过罢，阴气渐尽，阳气渐复。阴阳气相互交接之际，阴气虽少但少而未绝，阳气当复而未复，阴阳气不相顺接而为厥。如仲景原文："凡厥者，阴阳气不相顺接，便为厥。"

在大自然一昼夜阴阳气的量变关系中，一是阴气将尽而称厥，即阴气发展的最后阶段；二是阴阳气不相顺接而称厥。以大自然阴阳气的量变规律，古人引申曰肝为"厥阴"。如《素问·举痛论》曰："寒气客于厥阴之脉，厥阴之脉者，络阴器系于肝。"

引申到人体，肝脏多血少气，厥阴肝经易寒易热，厥阴之脏易虚易实。故临证中常见厥阴病虚中夹实，实中藏虚，寒热至极。

第三章
六病及六证

人体在正常的生理状态下，我们把太阳、阳明、少阳、太阴、少阴、厥阴称为"六经"。在人体六经出现病理表现的状态下，称为"六病"。六病是六经为病的总称，应分为太阳病、阳明病、少阳病、太阴病、少阴病、厥阴病。因此，人若无六经，即无六病。六经与六病的关系是源头与终端的关系，是本源与外在气化的关系。

六病是六大系统的失衡、脱离六经常态下的异常表现。六证是六经在疾病状态下，所出现的具有六大规律表现的具体证候。

第一节　六病

一、太阳病

太阳病，是指太阳经及太阳膀胱腑为病的一系列证候，包括太阳经证、腑证、兼证、变证。因太阳经表之证最为常见，所以许多医者临证的表述中，化繁就简，常把头痛、发热、身疼痛作为太阳病的代称。

太阳经证是表证不解，邪气在经。或外感伤寒，或外感中风，或表证慢性携带。

1. 太阳伤寒

外感太阳伤寒多来势迅猛，邪气伤营。当人体感受了风寒邪气后，表实邪闭，人体正气抗邪，正邪相搏，出现发热、恶寒、头痛、项背强痛、全身肌肉疼痛、关节疼痛、脉象浮紧等一系列表现，即为太阳伤寒。临证常见于颈椎病，腰椎病，头痛、发热、恶寒怕冷的急性发作等。

但此时若能够对证治疗，及时驱邪外出，邪去身安，病来较快，病去亦快。

2. 太阳中风

外感太阳中风多为虚人感冒，或六淫邪气不盛，以风邪所中为主。风邪多伤人卫气，因风为阳邪，其性开泄，感邪后病家多表现为恶风、怕冷、肢体酸楚、乏力、鼻鸣、干呕、自汗出、脉象浮缓等。

临证常见于身体乏力、多汗、怕风、反复感冒、颈肩酸痛、鼻炎、常发低烧、荨麻疹、风疹、汗斑等。

太阳中风虽邪气不盛，但虚邪缠绵难除，最易导致邪气常带在身，也就是我在临证实践所提的"表证长期携带"。前贤医家有云："强人感冒发其汗，虚人感冒建其中。"这对于指导太阳病的临床辨治具有十分重要的意义。

3. 太阳蓄水

太阳蓄水是太阳病表证不除，邪气随经入腑引起的一系列病理证候。太阳经病，邪气入于太阳膀胱腑化热，水与热相互搏结，致膀胱气化失司，引起小便不利的证候。

临证可见尿频、尿急、小便灼热疼痛、口干、口渴、脉浮、小便涩、微热、消渴、渴而不欲饮、水入即吐、目赤等。

4. 太阳蓄血

太阳蓄血是太阳病经证失治，邪热内传，瘀热在里，热与血结的临床证候。可见少腹急结或者硬满、小便自利、大便色黑、发热、其人如狂等症状。临证常见大便黑、小便咖啡色、时有发热、时哭时笑、失眠、躁扰、健忘等症状表现。

蔡氏理论指导下理解的太阳病，除了太阳病的几大经典证候外，还有许多证候都应归为太阳经、腑之表里证。如：感冒后的耳鸣耳痒，红眼病，打喷嚏，口渴不欲饮，多泪、眼睛淌水，迎风流泪，慢性疲劳乏力，虚性的浑身疼痛，走路易跌跤，习惯性踝关节外翻性崴脚，无故腰腿疼痛等。

感冒后的耳鸣耳痒，多由于表证未解或未全解，余邪未尽，或表证转归为慢性携带，闭其耳窍引起耳鸣耳痒。此刻仍有必要解太阳、通耳窍。此病久而失治，多为难医。临证可用葛根汤加味，短期内的耳鸣合理治疗，多收效满意。

因感冒而起的红眼病或突发性红眼病，亦多由太阳留邪为主，或兼阳明热气上扰，经热损于目窍而发病。眼睛红肿疼痛、流泪热烫，或眼睛中如有沙粒摩擦。我的经验是解太阳经邪气，清阳明上扰之热，方用葛根汤加生石膏、连翘、黄连、牛蒡子，效果良好。

外感脉证已罢，喷嚏频繁之人，常表现为喷嚏连天，流鼻涕清水。此病虽无大碍，但是久之易发顽固性鼻炎、头痛难医。这是太阳经虚而带着邪气，虚为太阳表虚，邪为寒水阻于鼻窍。治疗还是解太阳经之邪，固太阳经表之虚，药用葛根汤加细辛、附子、川芎。

口渴不欲饮，除了太阳蓄水的病机外，还见于太阳经中邪气耗津液，里阳虚不化水，可用五苓散加附子来解。

在六经辨治诊疗疾病的过程中，任何患者来诊，都是首抓表证，先辨太阳病，排除太阳经腑为病，才按他经找病。

二、阳明病

阳明病是指阳明经、腑疾病的总称。《伤寒论》原文第180条曰："阳明之为病，胃家实是也。"本条是阳明病的提纲，仲景原文所指"胃家"，应包括胃与大、小肠，实际本条涵盖了阳明病的诸多证候。

把阳明病细分，可分为阳明表证、经证、热证、腑证、兼证和变证。

1. 阳明表证

阳明表证是胃经受了外感，如邪气直中阳明或邪气从太阳而传来，常表现为项强颈紧、汗出身热、额头疼痛。如临证见面目痉挛、癫痫痉病、汗出、身热、脉象长洪等，应按阳明表证参考辨治。

2. 阳明经证

经证是寒热之邪结在经中，或者叫经有留邪，如阳明循经结节，胀痛不适，经热携带，目痛鼻干等。临床所见爆发性火眼、急性青光眼、眼底出血，突发性四肢痿废不用，鼻炎、鼻窦炎、鼻息肉等亦可结合太阳病，按照二阳病合参主辨阳明经证论治。

3. 阳明腑证

阳明腑证是燥热与宿食相合，形成燥屎矢气，邪气阻于胃肠形成有腑热、有积滞、腑气不通、绕脐痛等有形邪实。临证如胃扩张、肠梗阻、肠套叠、癌性梗阻、燥屎内结等。有些急性心梗、急性腹膜炎、阑尾炎、恶性肿瘤的发生，亦与阳明腑证的携带日久有关。

4. 阳明热证

阳明热证包括经腑之热的诸般证候，如大汗出、烦渴、多饮、脉洪大，不恶寒而反恶热。或者形成阳明温热证候，症见但热不寒，或热多寒少；或热入营分之发斑、瘾疹等，临证可结合三阳热证辨治。

兼证是在罹患阳明病的同时，兼有他经之邪或某种证候，当随证而辨。

阳明病之变证多指阳明病过经生变或者阳明坏病，如条文所述阳明死证等。

由于阳明病是以热证为主，所以多汗身热、大渴喜冷饮、大便燥结、腹实胀满、脉象长洪这一组症状常为阳明病的代称。

三、少阳病

少阳病是指足少阳经、腑在病理状态下发生的证候。如《伤寒论》原文第263条云："少阳之为病，口苦，咽干，目眩是也。"本条是少阳病的总纲，概括了少阳受邪的典型表现。临床上少阳病常分为少阳经证、少阳腑证、少阳虚证、少阳实证。

1. 少阳经证

少阳经证是指少阳受邪，以少阳循经证候为主的病理表现。如两耳失聪、耳周颌下结节囊肿、偏头痛、不欲饮食、心烦、胁下满、口苦等。

2. 少阳腑证

少阳腑证是邪犯胆腑，胆气横逆而产生的一系列症状。如心下满急，胁肋胀痛，呕逆不止，郁郁烦躁，烦躁易怒等。

3. 少阳虚证

少阳虚证是虚人胆经或胆腑带病，经气不足，经腑失和引起的症状。如胆小害怕，怕声怕响，自闭，情志抑郁等。

4. 少阳实证

少阳实证是胆经、胆腑邪实壅盛，或虚邪久滞化实，胆热侵扰，胆气壅闭不通而引起的诸多症状。如暴躁易怒，攻击性强，胁肋大痛，头目眩晕等。

四、太阴病

太阴病是足太阴经、脏的一系列病理状态下的证候表现。应分为太阴经证、太阴脏证、太阴寒证、太阴热证。

1. 太阴经证

太阴经证是指经中受邪，或太阴经虚，经气不足或兼表证所产生的一系列以虚证居多的临床证候。如仲景原文所述："太阴中风，四肢烦疼……"具体症状如自汗、脉缓，肢体酸楚无力而痛，手足无故麻木；阵发性手足瘫软；或手足汗出；四肢手足皮下如有蚁行等。

2. 太阴脏证

太阴脏证是以虚证居多，或太阴本脏虚实夹杂引起的证候表现。如《伤寒论》原文第 273 条："太阴之为病，腹满而吐，食不下，自利益甚，时腹自痛。若下之，必胸下结硬。"

此条是描述太阴脏虚，中阳不足的证候。临床具体可见：虚性腹满，食欲不振，食后既吐，腹痛绵绵，时发时止；面黄乏力，四肢消瘦，肌肉松软；小儿下眼睑泛青；中年女子腰围叠肉松软下垂，或子宫脱垂；男子脾胃虚弱或下垂，或肾下垂等。

3. 太阴寒证

太阴寒证多是与虚相兼，中阳不振，必生虚寒。

寒踞太阴，阳气则难以舒展，多见口泛清水，或口吐清水成片，食冷后加剧；或下利便溏，冷涩随大便而出；腹痛、或腹胀挛急冷痛。若他日过食生冷，或被寒邪所中，必致腹中大痛不已。

4. 太阴热证

太阴热证是太阴病从阳邪化热的结果，后世医家称其为太阴有余之证。此证或因太阴本脏蕴热，或因太阴感邪不解，留邪日久化热。

太阴之热，茵茵文火，虽然不及阳明大热所带来的病理危害严重，但可引起口糜、齿龈出血、便黏腐秽等。由于太阴病虚证寒证多见，故临床上常以腹满、吐食，时腹自痛，自利不渴为太阴病的代称。

五、少阴病

少阴病是指足少阴经、脏病导致的元阳虚亏，神气涣散，虚热亢进为主的一系列病理证候。如少阴寒化证，有外邪直中、阳气虚弱、元阳衰惫；少阴热化证之虚热、邪热亢进等。但实践得知，少阴病的临证表现是以阳虚、寒化多见，少阴热化相对少见。近年来本人又拓展了古代医家"骨空"的临床意义，认为此病的发生与少阴盈亏密切相关。

1. 少阴寒化证

少阴寒化证是少阴病从阴化寒，引起少阴经、脏一派寒象的症状表现。

一是寒邪过盛，直中少阴引起的寒化，常见腰腹寒冷暴痛，四肢厥逆，呕吐下利，骨节冷痛等。这是因为寒邪迅速中伤、直折人体阳气，无阳者阴寒独盛，寒邪收引经脉气血，致腰腹剧烈疼痛；大寒伤营入骨，则见骨节往外出凉气、四肢厥逆、疼痛；少阴脏寒无温，无力温化水谷则见下利清谷、呕吐冷食；脉象沉紧或沉弦。

二是人体自身阳气虚弱引起的少阴寒化，常见背恶寒，但欲寐，口中和，神疲倦卧，面色㿠白，脉细微等。这是因为自身阳气虚少，无力振奋人体精气神，而见神疲乏力，腰背怕冷，嗜睡，但却不影响饮食的一系列表现。

三是少阴阳气衰惫——少阴心肾为病，在病情的危重阶段，有多种原因可引起阳气虚脱，气竭神疲，精神涣散，冷汗如雨，四肢冰冷，脉微欲绝等一系列危急证候。

2. 少阴热化证

少阴热化证是少阴病从阳化热的证候表现。常见证候是心烦、失眠，口燥、咽干，身热，舌红苔少或舌绛红无苔、舌红如草莓，脉象细数。这多是由于患者素体阳亢或内有积热，感受外邪入于少阴而化热。治疗要益阴清热，少阴热化证的代表方是黄连阿胶汤。

六、厥阴病

厥阴病是指足厥阴经、脏为病的一系列病理证候。如厥阴经证、厥阴脏证、厥阴热证、厥阴寒证。厥阴病的特点是虽然以寒证居多，但亦常有寒热胜复、寒热短时期发致极端的证候表现。

1. 厥阴经证

厥阴经证是邪在经中，郁遏阳气，或厥阴经经气不利的证候表现。常见症状是肢体寒冷，手足皮肤易发青紫，手冷过肘，足冷过膝盖，或身冷如冰，或手足僵冷等。

临证常见于手足僵硬、疼痛，四肢拘挛难伸难展，或握物无力，或厥阴经气所过之处长结节、硬肿等。

2. 厥阴脏证

厥阴脏证是指厥阴脏虚气弱，气血不荣之虚性证候。

常表现为呕吐清水冷涎，颠顶头痛，小腹疼痛拘急，呕吐下利，或吐蛔、躁烦难安等。

3. 厥阴寒证

厥阴寒证是指因厥阴脏被寒邪直中或内有久寒，外寒在经。

临证常见于少腹冷痛，男子睾丸坠胀冷痛，疝气疼痛，睾丸偏坠；女子痛经腹冷如冰，提前闭经，经迟；包块瘕聚；阴缩无欲，带下如淋清水；面色泛青或四肢爪甲青紫。

4. 厥阴热证

厥阴热证是指厥阴之邪从阳化热，或邪气久带不除，结合他脏他腑之邪而化热，或因饮食起居不当而化热。

常表现为气上热嗝，灼辣烧心，心下热痛；或两目瞳赤、眼目多眵，眼角赤烂，视物模糊；或两耳热痛流浊物，听力减退；或舌焦暗红，蜷舌言语不利；男子阴囊湿烂，瘙痒流黄黏水。女子外阴肿胀热痛，白带黄稠秽臭，阴烂阴痒。无论男女，腰腹部或红斑湿疹，瘙痒难耐；或发金疮、鱼口等。

临床上多以四肢厥逆、身冷如冰、手冷过肘、足冷过膝、厥深热深为厥阴病的代称。

第二节　六证

六经辨证，就是以六经的整体观来辨别疾病的证候。在六经无病时亦无证可辨，当六经发生疾病时，则必然会有证候的出现。抓住六经所出现的主要证候，按照六经循病，并以六经思维来立法，再用六经之方，这叫"六经整体观念"。

有理有法，有证有方，六经理法在前，证候方子在后，这才是法崇仲景，才是完整的六经体系。医者能谙此深意，才能够驾驭大病小病的治疗，治病必然效如桴鼓。以仲景法，研习六经辨证，庶可见病知源。百般疾病，临证胸有成竹应对，大病险症解危救急，小病慢病善调建功，方能堪称良医。

伤寒宝典，经旨深奥，以六经解《伤寒》《金匮》，才有大道通明。从六经入门，方能快速登堂入室。

六经为病，证有万千，抓住六经主证，是临床登高的稳步阶梯。为了让仲景学术惠及后人，使伤寒经典好学好用，应该把六经主证进行归纳、提炼、概括，让医者能够快速掌握，临证方可有的放矢。

初学六经辨证，不要学得太复杂，先要记住六经篇主要的六大证，做到捷足先登，身入门内。

太阳篇——先记住太阳中风、伤寒证。

阳明篇——先记住阳明经证、腑证。

少阳篇——先记住少阳虚证、实证。

太阴篇——先记住太阴经证、脏证。

少阴篇——先记住少阴寒化、热化证。

厥阴篇——要记住厥阴寒证、热证。

一、太阳病主抓之证

1. 太阳中风（自汗出，恶风，身酸楚，鼻鸣，脉浮缓）

何为太阳风？风邪侵犯人体，邪犯太阳经表而还未入里，足太阳膀胱经脉被风邪所中而产生的一系列证候，就叫太阳中风。太阳中风的代表方为桂枝汤。

（1）自汗出

风邪袭人，开泄人体的肌表毛孔，亦伤五官七窍，使表虚不能固护津液导致外泄，必然会常常自汗出。或坐而不动，自有汗出，或动则汗出；或汗后身冷，或汗出而自觉体虚。

（2）恶风

由于太阳经气不足，表阳偏虚，身体自然不耐风寒，畏惧风邪。甚则见风头痛，见风就冷，见风就躲，见风就怕。

夏天任凭天热汗出，空调、风扇都是要避开而不敢使用。古人谓之"身坐密室还怕风"。

◆太阳中风——怕风案例

席某，女，66 岁。2019 年 8 月 30 初诊。

主诉：严重怕风多年，近日发低烧。

刻诊：严重怕风、怕冷，自汗出多，时常觉得身体如被雨淋飒飒而凉。头、颈、后背怕风明显，夏天要戴围巾。眠可，食纳可，二便调。西医检查有支气管增生。

辨证：太阳经虚，表阳不足；太阳风携带。

用方：桂枝汤原方。

桂枝 30g，白芍 30g，炙甘草 20g，生姜 20g，红枣 8 枚。

8 帖 8 天，水煎服，一日两次服。

二诊：药后怕风显著好转，自汗出痊愈；但会突发烦躁、忽冷忽热，胸口发热。饮食可，眠可，二便正常。

辨证：太阳风初愈，有兼往来寒热、少阳虚证。

用方：柴胡桂枝汤加味。

桂枝 25g，白芍 25g，炙甘草 20g，柴胡苗 30g，黄芩 15g，法半夏 12g，生晒参 12g，龙骨 20g，牡蛎 20g，栀子 10g，生姜 20g，红枣 8 个。

8 帖 8 天，门诊代煎。

三诊：诸症痊愈，无需服药。

按语：由于此患者太阳中风比较典型，所以她每次来诊我都与她多做交流。患者自诉多年前有一次重感冒，自那次感冒后就常常感觉身体怕风怕冷，自汗出得多。为此她经常去当地医院治疗，反复不愈。有一次医生见她又来诊，就生气地说："你身体检查不出任何问题，说明你没有病，你怕风这个我看不了，要看你去上海看。"她说明明多年的怕风多汗，坐在屋子里都要把窗帘拉上，病得那么痛苦，却被医生赶出诊室，令她永远难忘。

就此患者而言，乃典型的太阳经气不足，虚风长期携带。这样的患者如今很多。有的症状不典型，患者能够忍受，根本想不到去治疗；有的患者在携带太阳虚邪的同时兼有他病；还有的是体质渐弱，正气渐虚，太阳风的邪气酿成坏病。

像这样的患者其实就是久治不愈的虚邪贼风感冒，我们临床不要小看感冒，一个小小的感冒能诱发许多问题。外感太阳中风如果治疗不当，或患者体质因素不能抗邪，都会形成表证的长期携带。因此，本人在临证中总结："十人八九有表证，表证七成桂枝汤。"

此患者怕风畏冷，自汗常出，汗出过多，表阳必虚，津液亦不足。后期伴有低热，此为虚热。如仲景原文第 55 条曰："病人脏无他病，时发热，自汗出而不愈者，此卫气不和也，先其时发汗则愈，宜桂枝汤。"此时因为桂枝汤证典型，必用桂枝汤才能解除虚邪。

患者能够正常饮食，睡眠可，大小便都正常，正是说明如原文所述"脏无他病"，所以桂枝汤用上去效果良好。

在二诊时患者诉怕风好转，自汗痊愈，但见忽冷忽热，这是在太阳风即将解除的情况下，又兼少阳表证。用方必要二阳兼顾，用柴胡桂枝汤，太阳表解，少阳无证，二阳和谐而告愈。

（3）身酸楚

人若身无表证，饮食、睡眠正常，就会精神饱满，做事不累。如果太阳中风身有表证，除恶风、流涕，常伴见身体酸楚、乏力。这是因为风邪伤人，耗人气津，腠理失和，经气失于流利，故而身体酸楚或疼痛，或者触之酸胀。病人脏无他病，但见肢体酸楚者，解其虚风则愈，桂枝汤可治。

若是虚风旧邪不解，慢性携带，则多是身懒乏力，提不起精神。解除旧邪，治疗这种身懒乏力，提不起精神，要用葛根汤。

（4）鼻鸣

鼻鸣一症，是由太阳风邪闭阻人体五官七窍所产生。症见鼻中似通非通，或说话带有鼻音，或鼻流清涕。

轻者鼻鸣，重则鼻炎。外感引起鼻鸣鼻塞，鼻塞者必带表证，因此鼻鸣也是判断表阳之虚、有无外感携带之证候。

（5）脉浮缓

脉象浮缓是太阳中风的主要见证。风邪犯表，营卫虚弱，有表证者当见浮脉，营卫虚则脉缓。故风邪中人，或者虚人外感，常见浮缓之脉象。

2. 太阳伤寒（头项强痛，恶寒发热，无汗而喘，体痛，脉浮紧）

何为太阳伤寒？就是太阳经感受寒邪，此时，人体会启动自身的应激抵抗机制，也就是正气抗邪于外，正邪相搏，症见发热、恶寒、无汗、头痛、身痛、脉浮紧等。

如《伤寒论》原文第4条所述："太阳病，或已发热，或未发热，必恶寒，体痛，呕逆，脉阴阳俱紧者，名为伤寒。"第35条曰："太阳病，头痛，发热，身疼，腰痛，骨节疼痛，恶风，无汗而喘者，麻黄汤主之。"治以辛温发汗之法。此证的代表方为麻黄汤。

（1）头项强痛

这是太阳病的一个经典征候，在太阳中风、太阳伤寒证出现时，皆可见头项强痛，但是二者的伴随症状各不相同。太阳中风是风邪伤于卫气，太阳伤寒是寒邪伤于营分。

因为太阳经感受邪气，正邪搏斗，头为诸阳之会，其位在上，诸般风寒邪气必然首犯头项；头项为太阳经所过之处，正邪相搏，头项就会拘急疼痛。

观当今世人，头痛、项背僵紧之人太多，这多数是由太阳病的新病旧邪所引起。这样的症状常被西医学诊断为各种类型的颈椎病、颈肩综合征等。此病除了太阳伤寒的邪气侵犯，平时工作起居不慎，造成相应的部位劳损也是发病的因素之一。因为不当的劳作，精气神的消耗，都可以造成人体经脉虚损。经络不满，气运不足，则又更加易感邪气。

◆太阳伤寒——发热案例

王某，男，33岁，安徽人，铁路职工。2018年12月29日初诊。

主诉：头颈、身体疼痛伴发热两日。

刻诊：患者平时颈椎常小有疼痛不适，两天前骑电瓶车触冒风寒，继而颈椎酸胀疼痛，头痛，全身肌肉疼痛，发烧39℃。口服感冒药后略有汗出，但仍然颈椎疼痛、头痛、发烧，恶寒怕冷，无汗。

诊见形丰体壮，肌肉厚实。当下食欲不佳，大小便可，六脉浮紧，舌淡，苔白腻。

辨证：风寒袭表，太阳伤寒证。

方药：麻黄汤。

麻黄25g，桂枝20g，炙甘草15g，杏仁12g。

2帖2天，水煎服，1日服3次。

第二天患者来电说：药只吃了1帖3顿，遍身汗出后所有症状痊愈。赞叹说未料中医的效果这么快，一天就好。

按语：典型的太阳伤寒出现，这是寒邪伤人，凝人血脉，就会出现头项强痛，甚则全身肌肉疼痛。如果患者脏无他病，只是单纯的太阳伤寒，要快用麻黄汤。身体强实之人，正气驱邪外出，正邪纷争，必见发热。但是这种太阳伤寒来得快，对症治疗好得亦快。强人感冒，发汗解表，及时治疗则不留邪气。就怕外感误治，造成太阳病过经、留邪。

误治常见有两种情况，一是各种感冒药或抗生素、激素的使用，造成患者当出汗未出，或汗出不彻，虽然见症状减轻，其实是疾病的症状被掩盖了现象，往往是邪气仍在，此为留邪。二是医者用药不当而过度发汗或泄下，导致正虚邪陷，邪气难除。观仲景《伤寒论》六经篇中，有许多条文都讲误汗、误下所导致的疾病变化。留邪不除此为太阳病携带。邪气弥留，或与他经合病，表现出许多新的病理症状，此为过经。因此说："病行经尽病未尽，邪气弥留为过经。"

古人说：强人外感发其汗。当典型的太阳伤寒出现，也就是麻黄汤证出现，此刻要尽快用麻黄汤。麻黄汤中麻黄为主，此药开鬼门，张毛孔，透关窍，发汗解表，驱除寒邪最快。桂枝辛温通阳，温经通脉，助麻黄发汗解表，二药同走太阳经脉。肺主皮毛，风寒表郁，太阳寒水所闭，肺气必实。因此太阳病多见无汗而喘。杏仁宣肺、平喘、降气。炙甘草调和诸药，托正气御邪于外，防止麻桂辛温耗散气津。

（2）恶寒发热

寒邪所闭太阳之表，必见全身恶寒，此寒多是怕冷寒战。患者会迅速表现为全身寒冷，需要重衣厚被。寒邪郁表，人体的阳气被闭，此时正邪纷争，必见发热，而且体温一般较高。

（3）无汗而喘

人体毛孔是开而汗出，闭而无汗。太阳伤寒证是十万毛孔被寒邪所闭，体表干燥无汗，这叫典型的太阳表实。

肺主宣发肃降，也就是人的呼吸运动，肺的扩张收缩，与外界气体交换，把水分津液有效地分布利用。上焦津液需要肺的宣降，才能使津液如雾露灌溉全身。当寒邪郁表，肺气被闭，肺失宣发必见喘。寒邪所闭，肺生痰邪水饮，壅阻肺气必见咳或喘。

（4）体痛、脉浮紧

因为寒主收引，寒邪凝人血脉，使经脉收缩挛急，所以太阳伤寒之人会肢体疼痛，肌肉疼痛。寒为阴邪，善入孔窍关节，故寒邪伤人可见腰痛，骨节疼痛。

身体无表证之常人，血脉畅通流利，经脉和柔，其脉象自然是从容和缓。寒邪一旦侵犯人体，收引经脉挛急，正气抗邪，主客相搏，鼓动气血于外，则见脉象浮而又紧。

在临床上，太阳篇里由于太阳风证较为多见，所以在学习六经辨证时，主要记住恶风怕冷，鼻鸣干呕，头项强痛，自汗出、脉浮缓；或发热恶寒、无汗而喘，这也常为太阳病的代称。

3. 太阳寒水（咳嗽，吐清稀白痰，哮喘寒痰，或发热恶寒）

所谓太阳寒水，是指太阳经感受风寒邪气，太阳表邪未解，内里又化生、停聚寒痰水饮的病理证候，也叫外寒包裹里饮。太阳寒水的代表方是小青龙汤。

（1）咳嗽，吐清稀白痰

因肺主皮毛，太阳病寒邪闭表，肺失宣降，气不化水而痰饮内生。痰饮阻肺，肺失清肃则必见咳嗽，因此古人说痰饮者在肺则咳，在心则悸。因病邪乃属寒邪里饮，故吐白色清稀痰。

◆**太阳寒水——咳嗽案例**

曾某，女，35 岁。2022 年 12 月 19 日初诊。

主诉：新冠病毒感染阳性后咳嗽不愈 1 月余。

病史：1 个多月前感染新冠病毒，头痛，发热，肌肉酸痛，咳嗽，食欲不振。新冠病毒检测阳性转阴后诸症好转，唯咳嗽不愈。

刻诊：阵发性咳嗽，吐清稀白痰，见凉风咳嗽加重，怕冷。咳嗽严重时胸口憋闷。眠差，乏力，食欲可，二便调。脉略滑而促，舌淡苔白。

辨证：太阳表邪仍在，痰饮壅肺。

方药：小青龙汤加味。

麻黄 10g，桂枝 15g，白芍 15g，法半夏 12g，干姜 15g，细辛 4g，炙甘草 12g，五味子 6g，杏仁 12g，厚朴 15g。

7 帖 7 天，水煎服，日二顿服。

患者服药后没有消息。大约过了两个月，携家人来诊，才顺便告知上次治疗咳嗽 7 帖药只吃 4 帖，咳嗽即痊愈，剩下的药没有吃。

按语：这样的咳嗽，临床较为多见，且四季均可发生。此患正值寒冷季节感染新冠病毒，难免感受太阳风寒邪气，若素体阳气不足，体质偏寒之人容易发生外束风寒、内有寒痰水饮之咳嗽。这种咳嗽服消炎药、抗生素是难以治愈的。辨清证候，把握病机，用小青龙解表、温肺化痰饮，往往会收效显著。

因患者咳嗽严重时胸闷如窒，这是痰饮所致肺气不利，加杏仁、厚朴增强化痰宽胸利肺气，因而效如桴鼓。

（2）哮喘寒痰

肺气不利，痰饮阻塞，必发哮喘。哮喘伴吐寒痰者，此为寒哮寒喘。喉中水鸡声者为哮，张口抬肩者为喘。

（3）或发热恶寒

表邪未解，病属太阳，虽有里饮化生，可伴见发热恶寒。

4. 太阳寒包热（高热反复不退，无汗而烦躁，怕冷身痛，鼻塞，咳嗽黄痰，舌苔燥黄或黑黄）

太阳病，发热是常见证候，见高热者除太阳伤寒外，还见于太阳病外寒未解又化里热。又称"太阳寒包热"之证候。此证的代表方为大青龙汤。

（1）高热反复不退

此证候发热的特点是热势较高，而且反复难以退去。因太阳中风伤寒证候悉具，表证未解，同时化里热炽盛，故而高热难退。如《伤寒论》原文第 38 条曰："太阳中风，脉浮紧，发热恶寒，身疼痛，不汗出而烦躁者，大青龙汤主之。"

大青龙汤所治之证，多表现为邪气实，病势重。

◆太阳寒包热——高热反复案例

患者，男，48岁。2023年5月30日初诊。

主诉：高热反复难退、精神萎靡3天。

现病史：患者近日在旅游途中，起初酸软无力，继而发高烧。入院治疗口服西药只能短暂出汗退烧，移时又发。微咳，黄痰，呼吸不畅；舌红，苔干燥黄腻，裂纹较深。无汗，烦躁，神疲。因高热不退病势较重，遂转入上级医院，但上级医院用药仍然无法退烧。

经过远程电话问诊，我开方大青龙汤2帖，水煎服，日三顿服。

药后家人欣喜来电告知，大青龙汤服罢汗出热退，未再发。患者两日后出院。

学习六经辨证，只要理、法明晰，在可以把握病机的情况下，远程问诊舍脉求证，同样可以创造疗效。

（2）无汗而烦躁

太阳病邪未解，腠理不开，表实而无汗。表邪与里热炽盛的病理同时存在，必然烦躁不安。

（3）怕冷身痛、鼻塞

风寒邪气郁闭未出，腠理肌表血脉阻滞，则可见身痛怕冷；风寒不除，肺窍不宣而鼻塞。

（4）咳嗽黄痰

表寒包裹肺热，肺气必然不利，则发咳嗽。肺热灼炼痰饮，必见痰黄、痰稠，或痰壅难咳出。

（5）舌苔燥黄或黑黄

邪实，苔必厚腻，里热灼炼津液则见苔干燥而黄，若邪实热盛病势较重，会见舌苔黑黄而干燥。

5. 太阳蓄水证（小便不利，口渴，少腹满或发热脉浮数）

太阳蓄水证，又称太阳腑证，是由太阳病经表之邪不解，邪气随经入于太阳膀胱之腑，水热互结，致膀胱气化失调而引起的一系列病理表现。如小便不利、少腹满、口渴、水入即吐、发热恶寒、脉浮或浮数等。五苓散为此证的代表方。

（1）小便不利

《黄帝内经》云："膀胱者，州都之官，津液藏焉，气化则能出矣。"小便的正常排泄，要靠膀胱腑的气化温煦、调节。当太阳病邪气随经入腑，必至膀胱气化不利，影响尿液排泄，发生小便不利。表现为小便淋沥不尽，或小便排而难出，或尿道灼热疼痛。

◆ **太阳蓄水——膀胱炎案例**

赵某，女，45岁，安徽滁州人，教师。2015年11月2日初诊。

主诉：小便频数伴小腹坠胀反复发作5月余。

病史：5个多月前因小便频数且淋沥不尽伴发烧入院，诊断为腺性膀胱炎。经治疗后出院，但病情仍反复发作，痛苦不堪。

刻诊：小便频数而尿急，严重时间隔5分钟就要跑厕所，每次只解点滴，淋沥不尽。膀胱有压迫感，按之痛。偶有颈肩不适，常口干，但不欲饮水，胃纳可，睡眠差，大便可。脉略细数，舌尖红，苔薄白略黄。

辨证：太阳病邪气入腑，水热互结。

用方：五苓散加木通、淡竹叶、生甘草。

桂枝15g，茯苓15g，白术12g，猪苓20g，泽泻15g，淡竹叶15g，木通10g，生甘草12g。

7帖7天，水煎服，日两汤。

二诊：药后小便顺畅，尿频尿急基本痊愈，但小腹仍时有不适。

按上方略做加减，调治月余而愈。

（2）口渴

所谓"州都之官"有上传下达之职能，膀胱所藏津液经过气化可成汗液、尿液排出体外，也可入于血脉灌溉周身。

当膀胱腑气化失司，水液调节之能必受影响，人体正常水津不得输布，水蓄膀胱泛滥成灾，上焦失水则缺乏津液润泽，故口干口渴。但这种口渴不同于阳明热病津液大伤，渴欲饮水自救。此渴而不欲多饮。

（3）少腹满

当膀胱腑邪气有余，内有水邪留滞，少腹或有满胀不适，且按之满甚。

（4）或发热脉浮数

此证虽为太阳腑证，但仍是病在太阳，小便不利的同时，发热怕冷或为伴见症状。

脉浮乃太阳表邪未尽；腑证邪气盛，膀胱水热邪气实，故见浮数或滑数之脉。

6. 太阳蓄血证（少腹急结，小腹硬满，小便自利，其人如狂，大便色黑）

何为太阳蓄血？亦属太阳腑证。指太阳病经表之证未解，邪热内传与血相互搏结于少腹，致出现少腹急结或硬满，小便自利，其人如狂，善忘等一系列病理表现。

太阳蓄血证病在下焦，其病变范围实际已经超出太阳腑的范畴。太阳蓄血轻证，以桃核承气汤为代表方，如《伤寒论》原文第106条所述："太阳病不解，热结膀胱，其人如狂，血自下，下者愈。其外不解者，尚未可攻，当先解其外；外解已，但少腹急结者，乃可攻之，宜桃核承气汤。"

太阳蓄血重证，常以抵当汤为代表方，《伤寒论》原文第124条言："太阳病六七日，表证仍在，脉微而沉，反不结胸，其人发狂者以热在下焦，少腹当硬满，小便自利者，下血乃愈。所以然者，以太阳随经，瘀热在里故也，抵当汤主之。"

（1）少腹急结

太阳病循经入腑，邪气与血搏结，瘀热内盛，损于膀胱或少腹内旁邻器官，症见腹痛、小腹痉挛等症状。临床如出血性膀胱炎、附件囊肿、泌尿系结石性血尿等。

（2）小腹硬满

此证是太阳腑证瘀热互结之重证。常表现为少腹坠胀、小腹坚硬如石或小腹胀痛拒按等。临床可见多发性子宫肌瘤，子宫、宫颈肿瘤，急性腹膜炎等。

（3）小便自利

太阳蓄水小便不利，太阳蓄血小便自利。小便利与不利，是鉴别二证之关键。蓄水是膀胱气化失司病在卫分，小便不利。蓄血是热与血结，病及营分，不影响小便排泄。

（4）其人如狂

太阳蓄血证病位虽在膀胱腑，但热与血结邪气必入营分，心主血脉又主神明，血分瘀热扰及心神，可出现精神症状。

◆ 太阳蓄血——哭笑无常案例

涂某，女，47岁，家庭主妇。2013年12月1日来诊。

主诉：情绪易波动伴哭笑无常1年。

病史：1年前因家庭琐事夫妻争吵后，常情绪波动，时哭时笑难以抑制。入院检查无任何器质性病变。医院曾与精神类药物，但因服后头痛而无法继续服用。

刻诊：自述情绪不稳，哭笑不由自主。表情抑郁，形体偏胖，腰粗小腹膨大。饮食可，睡眠多梦，小便可，大便时干时稀，有时几日不排便。月经色暗量少，有血块。小腹大，按之满。

脉沉按之略滑；舌暗苔腻，舌下静脉紫暗。

辨证：太阳腑瘀热互结，扰动心神不宁。

用方：桃核承气汤加味。

桃核15g，桂枝12g，炙甘草12g，大黄8g，芒硝12g（单包冲服，隔日1包），枳实12g，茯苓15g，竹茹10g。

4帖4天，水煎服，日两顿服。

二诊：服药后自觉心情舒畅，大便稀溏，便次多，但无大泻。小腹变软，食欲可，睡眠可。

用方：桃核15g，桂枝12g，炙甘草12g，大黄6g，芒硝10g（单包冲服，隔日1包），枳实12g，茯苓15g，竹茹10g。

4帖4天，水煎服，日两顿服。

三诊：诸症减轻，心情舒畅，未见哭笑无常，且面色转佳。无需服药。

按语：这个患者哭笑无常，情绪不能自控，医院检查不出疾病，按照六经辨证，既不是阳明病的真正狂躁，也不是少阳病的默默不欲饮食。根据她舌下瘀及月经色暗血块，小腹大而满，《金匮要略》言"少腹满，如敦状"亦指有瘀血在里，必要考虑太阳腑证，瘀热在腑，扰动神明，而发哭笑难以自控。用方以桃核承气汤祛热化瘀。患者舌暗苔腻，脉略滑是兼有痰象，发病是因争吵后情志不畅诱发，因此加枳实、茯苓、竹茹乃取温胆汤之意。

二诊减量芒硝大黄，是前药已中病即下不可太过。三诊时患者情志调达，未见哭笑无常，同时面色亦转佳，则无需服药。

（5）大便色黑

太阳蓄血证病位在膀胱腑，亦包括整个下焦，如胞宫、大肠。瘀热伤于肠腑络脉，亦会出现大便色黑。

二、阳明病主抓之证

1. 阳明表证（缘缘面赤，目痛鼻干，额头疼痛，卧不宁）

阳明表证，是指阳明经感受风寒或风热之邪，或太阳病表邪传于阳明，邪气在阳明之经尚未化热、亦未入腑所反映出来的一系列病理表现。按仲景法则，葛根汤为阳明表证的代表方。

（1）缘缘面赤

阳明病邪在经表，郁而不解，面部乃阳明经所主，常会出现面部似红不甚红，以两颊表现明显。临证常见于高血压、高血脂或妇女更年期综合征患者。

（2）目痛鼻干

阳明经夹目络鼻，阳明经表之邪常带，或阻于络脉，或影响经气充盈循行，亦影响津液敷布，则可见目痛鼻干。临证常见于急慢性鼻炎、急慢性鼻窦炎、过敏性鼻炎、额窦炎患者。

◆ 阳明表证——鼻炎案例

卢某，女，41岁，2022年3月5日来诊。

主诉：鼻塞鼻干伴眼眶疼痛多年。

病史：十多年前因一次重感冒之后遗留鼻炎，常鼻塞流涕，有时鼻腔干燥，要捂个湿毛巾呼吸才舒适。时有眉棱骨及额头疼痛，劳累时加重。

刻诊：鼻塞声重，有时鼻内干燥，有时流清或黄鼻涕。眉棱骨胀痛，前额头疼痛。劳累时眼睛睁不开。有时颈肩部肌肉酸胀。怕风、口苦，食纳可，二便可，睡眠差。

脉略弦，舌淡苔白，舌中略黄。

辨证：阳明经表邪气常带，兼有少阳证。

用方：葛根汤小柴胡汤加味。

葛根25g，麻黄8g，桂枝15g，白芍15g，炙甘草12g，柴胡15g，黄芩8g，党参15g，法半夏12g，天花粉15g，连翘15g，川芎10g，羌活12g，细辛3g，生姜15g，红枣5枚。

7帖7天，水煎服，日两汤。

二诊：2022年3月13日。鼻塞、鼻干显著好转，眼眶疼痛大减，额头疼痛时有发作。口苦减少，睡眠改善。

用方：葛根25g，麻黄5g，桂枝15g，白芍15g，炙甘草12g，柴胡15g，黄芩8g，党参15g，法半夏12g，天花粉15g，连翘15g，川芎10g，羌活12g，细辛3g，生姜15g，红枣5枚，百合15g。

7帖7天，水煎服，日两汤。

此患者经调治1个月左右，随访基本告愈。

按语：西医学所说的鼻炎，有很多是三阳表证的结果，本案患者亦表现得非常典型。重感冒后诱发鼻炎，这多是太阳病余邪未尽，邪气传于阳明经，阳明经络鼻夹目，经中邪气不解，则见常常鼻塞、流涕、鼻音重、眼眶疼痛、额头痛等。严重时还会发生睡眠打鼾、面部长斑。

患者怕冷是表证常带表阳不足，口苦是因兼有三阳邪气。临床所见阳明经邪气常带，亦影响睡眠不佳。

治疗用葛根汤合小柴胡汤，解二阳表邪，宣通鼻窍。加连翘、川芎、羌活、细辛意在增强通窍散邪，天花粉润上焦津液。六经整体观，立法用方有的放矢，可收良效。

二诊症状大减，麻黄用量即减少，加入百合柔润，缓方中细辛、川芎之辛燥。经中邪气驱散，官窍通利，则奏满意疗效。

（3）卧不宁

古人说：胃不和则卧不安。阳明表邪所致经气不利，可使卫气流转不从其道，阳不入阴，故而出现入睡难，或兼烦躁、易醒、怕光等。临证中青壮年失眠患者多见此证。

2. 阳明经证（大热，大汗，大渴，心烦谵语，脉象洪大）

阳明经证，是指阳明病邪热弥漫全身，充斥阳明之经，肠中并无燥屎内结所表现出的临床证候，又称阳明热证。白虎汤为此证代表方。

（1）大热

阳明的本性是热，感受邪气易于化热，如果人体感受外邪，邪气在太阳不解，入于阳明，即可迅速化为燥热，热气充斥阳明经脉，故见大热，或但热不寒。

阳明经的津满气足而邪气不亢，人体既抗邪有力，又可助饮食水谷受纳吸收，这是正气存内，邪不可干。如果阳明因邪而热化，此为邪热燥火，伤人之邪气。

（2）大汗

阳明病为何大汗？大汗是邪热的产物。大汗是指身热多汗，汗出淋漓。或动则汗出，衣衫湿透。阳明病之大汗，所出部位多在头颈及前胸后背。阳明长期大汗之人，还可见头发稀疏，头皮光亮，头皮出油，甚至天天洗头仍然会油垢染枕染衣。

阳明大汗还不同于他病之汗，许多疾病都是汗出身冷，但阳明汗出身不冷。此种汗出是遇热加重，即使在寒冷冬天，只要稍吃辛辣，也会头出汗，鼻子出汗。

此时邪气虽盛，但未入里，这是阳明病热在经中，又称为阳明外证。仲景在《伤寒论》原文第182条里说："问曰：阳明病，外证云何？答曰：身热汗自出，不恶寒，但恶热也。"又叫但热不寒。

阳明大汗是因为邪热熏蒸，热迫津液外泄，故见多汗身热。此热无白虎汤不能除。如果没有兼证，就直接用仲景原方原量的白虎汤，石膏一斤，知母六两。如果兼有他证，但还是以阳明热证大汗为主，白虎汤中可稍加合方。

正如《医宗金鉴》所云：

"白虎烦渴热阳明，汗出身热脉长洪，

不恶寒兮反恶热，合柴兼见少阳经。"

◆ 阳明热证——怕热多汗案例

姜某，男，皖北人，保安队长。2019年9月8日初诊。

主诉：怕热多汗3年。

刻诊：几年来怕热多汗，尤其夏季汗出不止。头颈部、前胸后背汗出淋漓。时有颈肩酸胀，有血压、血脂偏高，脂肪肝。身体健壮厚实，腹大、腹壁紧。食欲旺盛，常吃夜宵。大便条状，小便黄。脉象洪大有力，舌淡红，苔略黄腻。

辨证：阳明经热，热迫津液。

方药：桂枝加葛汤白虎汤小承气汤合方。

葛根40g，桂枝30g，白芍30g，炙甘草20g，知母30g，生石膏120g，厚朴20g，枳实30g，大黄20g，生姜20g，红枣6枚。

5帖10天。煎服，每天服两次。

二诊：10天药服后汗出减少，怕热好转。

方药：按上方继续服药5帖10天。

三诊：汗出、怕热大减，大小便顺畅，体重稍减，自觉一身轻松。

按语：阳明经热证，乃邪气过盛，邪热偏亢之证，又叫邪实正不虚。此种邪气可由于太阳病邪久而不解所化，亦可由饮食不当，多食肥甘厚味之人，致阳明蓄热而产生。

阳明经气化热，如蒸笼耗水，蒸蒸汗出于外，内里热气不减。无白虎汤不能快清此热。仲景白虎汤重用石膏，善治阳明经热，气分大热，温病之热。

此患者怕热多汗，常常是汗出不止，是典型的阳明经热不解，用方必须以白虎汤领头。患者兼有颈肩不适，为太阳小有邪气，此汗出恶热的原因除阳明本性之热，兼有邪从太阳传来而化热汗出。

如《医宗金鉴·伤寒心法要诀》云：

"阳明表证反有汗，桂枝加葛中风传；

热证无汗亡津液，燥渴仍从白虎瘥。"

因此合方桂枝加葛根汤。因患者腹大、多食肥甘，虽然二便畅通，但是肠中必有积滞。合方小剂量小承气汤，轻下积滞。白虎为主，三方相须，共奏显著疗效。

（3）大渴

阳明经热证久而不除，一是因汗出过多必然大耗津液。此时正如仲景所言"大汗出，烦渴不解"。津液的耗伤带来口干舌燥，渴欲饮水自救。二是有些阳明经热久带之人，虽然不见大汗淋漓，但是热邪暗耗津液而口渴。若是素有伤精之人，亦可见口干欲饮，或者夜眠之中须起床大量饮水。

（4）心烦谵语

阳明病谵语虽然多见腑证，但如果经热过盛，津液多亡，火邪偏亢，引心火扰神，同样可见心烦意乱，谵语乱言。

◆ **阳明热证——口渴烦躁案例**

王某，女，75岁。2019年11月11日初诊。

主诉：口渴烦躁月余。

刻诊：患者因为中风偏瘫住院疗养，医院给予口服西药治疗及康复训练（用药不详）。刻下患者口渴呼唤饮水，叫喊着要吃西瓜冷饮。夜眠烦躁，时而谵语乱言，不愿着衣被，自己时刻要把被子蹬掉。大便干，小便少而黄。脉象洪数；舌红无苔无津液。

辨证：阳明气分大热，津液大伤；热耗气阴，热扰心神。

方药：竹叶石膏汤，重用生石膏、西洋参。

5帖5天，水煎服，一天三次服。

药后家人来电说：口渴大减，夜眠安宁，舌上可见津液，舌绛红好转。神志渐清，精神转佳。

后医嘱其懂中医的家人，竹叶石膏汤继续吃上一段时间，再以黄连阿胶汤善后。

按语：临床上，我们所见到的许多疾病，只是单纯的一个寒证或者一个单纯的热证出现并不多见。就像本案的阳明热证，此患者是以阳明热证为主，同时兼有正气偏虚，热耗气阴，热扰心神胡言乱语的诸多症状出现。但是在众多的证候中，患者还是以阳明热为主证，所以辨治中还是要首抓阳明。如果我们不懂得从六经辨证、立法，可能我们想到的只是阴虚火旺，用方只能想到知柏地黄汤、左归饮之类。但是此法显然不能够快除阳明之热。

此患者既然是阳明热证，为什么不直接用白虎汤呢？因为考虑到一是患者年迈体虚，正气不足；二是西医学的康复训练，都是被动地消耗人体能量，体质已是虚羸少气。此时白虎汤清热力显著，但扶正之力稍弱。因此用竹叶石膏汤，既清阳明之热，又生被热耗之气津。药即中病，效如桴鼓。

（5）脉象洪大

洪大脉主邪实正不虚。为何会脉来如洪水汹涌，惊涛拍岸？因为阳明经多血多气，血旺气足，感受邪气易于迅速化热，热气鼓动脉动，此为邪实之象。

正常人气血旺盛，正气充足，虽然也见脉来有力，但总体的感觉应该是从容和缓，应指有力而又不至脉来汹涌逼人。

3. 阳明腑证（脐腹胀满、疼痛拒按，大便秘结不通，潮热，神昏谵语，狂乱，烦而不寐，舌苔黄厚干燥、脉滑实）

阳明腑证是指邪热内盛于阳明之里，与肠中糟粕相搏，燥粪、矢气、宿便内结或邪实热化成毒，所表现出的临床证候。典型的阳明腑证，所产生的相关症状较多，但是我们学习阳明篇，快速了解阳明腑证，应该抓住腹满疼痛，痛不可近，大便燥结，潮热汗出，苔黄燥，脉滑实或滑数为其辨证要点。阳明腑证的代表方为大、小承气汤。

（1）脐腹胀满、疼痛拒按

许多疾病都会引起腹胀腹满，但阳明病之腹满腹胀与众不同。由于病邪入于阳明胃肠之腑，以热邪燥邪为主，热能消耗津液，炼灼食物糟粕残渣；燥能滞涩病邪外排。因此，肠腑排泄不利，饮食的糟粕残渣、肥甘厚味，附着于肠腔胃壁，形成燥屎宿便。

燥屎宿便在胃肠之腑产生腐化，必然化热化气壅塞肠腑，腑气不通而腹胀腹满。由于邪盛气实，邪无出路，病势迫急，必会使腹部疼痛拒按。

（2）大便秘结不通

阳明好比湖与海，大肠好比太平洋。这是形容阳明之腑、肠胃受纳盛储的功能。人的一生，要吃下各种各样大量的食物，如果阳明胃肠之腑的功能良好，食物穿肠而过，即使有少许糟粕滞留，短期也不会有大病发生。当人体外受表邪，传经而病，阳明必带邪气，此邪与体内糟粕相互搏结，化为燥屎，滞留胃肠，导致大便不通。此时如仲景原文第215条所言："阳明病，谵语有潮热，反不能食者，胃中必有燥屎五六枚。若能食者，但硬耳，宜大承气汤下之。"

如果秘结之便如海中礁石，留而不下，饮食水津欲排不能，逼迫水津从燥屎旁流而下，这就是典型的热结旁流出现，正如《伤寒论》原文描述："阳明病下之，心中懊侬而烦，胃中有燥屎者可攻……"

如果阳明病里热久带，胃肠之中津液不足，必致便干粪结；或者热盛于阳明，多日大便不下，即可见屎如羊粪，球黑坚硬，大便秘结不通。亦如仲景原文第213条所言："阳明病，其人多汗，以津液外出胃中燥，大便必硬……"

◆ **阳明腑证——肠梗阻案例**

金某，男，72岁。2010年3月11日初诊。

主诉：大便不通伴腹痛呕吐3天。

病史：患者高血脂、高血压、高血糖多年，现住院治疗中并发多日大便不通，伴腹痛呕吐，拍片显示肠梗阻。

刻诊：体较胖，腹大如鼓、满硬，腹部疼痛拒按，饮食即吐，表情痛苦。脉象滑数，舌苔燥黄黑。因患者基础病原因不能手术，而邀中医科会诊。

辨证：阳明病腑实，燥屎、矢气、热邪内结。

用方：大承气汤。

大黄20g，厚朴40g，枳实25g，芒硝25g（单包冲服）。

一帖，先煎枳朴，后下大黄，芒硝冲入药汁中服下。

服药后3个多小时，第一遍排出黑色硬球大便，伴极臭矢气而量多。两个小时后二次排便，排出泥状黑臭大便。第三次又排出溏稀臭大便。

3次排便后患者腹满腹痛腹胀大减，有意思的是输液、服药都难以下降的血压、血脂、血糖亦同时下降。1周后诸症好转出院。

按语：仲景笔下的三阳大实证，主要体现在阳明病的燥实痞满。阳明腑证邪气大实，化热、化气、化毒素，日久必酿大患。

此患者西医学病名虽曰肠梗阻，其实在仲景六经辨证中，亦是典型的阳明病腑实证邪气过盛。这种邪实多病势急迫，就本案患者而言除肠梗阻外，三高不降亦与此邪气实、腑气不通有关。

根据经验，此证若不能及时给予邪气以出路，腑实、宿便、矢气、邪热势必会造成消化、循环、神经系统的病理表现，可并发急性心脑血管疾病，如脑梗心梗，脑血管出血等。

在古代没有ICU，没有急诊，仲景阳明腑实证立法用方的大承气汤即有较好的急救功能。

（3）潮热

阳明潮热一证，又称日晡潮热，是指阳明病按时发热，或者按时热势加重，如潮汐来临而有定时。这是因为阳明腑实，邪气有余，在下午申时三至五点时段，大自然阳气收敛，阳明邪热外溢而发潮热。

（4）神昏谵语、狂乱

当阳明邪气有余，化热扰乱心神，则见神志昏乱，胡言乱语。若邪热壅实，则会心中懊恼。如果邪实阳亢，火气有余，必使人狂乱，多表现为打人毁物，狂笑谩骂。

◆ **阳明腑证——狂躁证案例**

李某，男，18岁，高中生，安徽淮南人。2010年5月5日初诊。

主诉：易怒骂人摔东西、伴失眠3月余。

病史：3个多月前因感冒高烧发肺炎住院治疗，出院后脾气变得暴躁不宁。经常无缘无故发火摔碗、砸坏家具。由于患者身材高大，体壮有力，甚至发病时父母也不敢靠近。西医给予安定类药物疗效不佳。

刻诊：身强体胖，多汗怕热，满脸青春痘及油垢，发病时目光呆滞，语无伦次，有时大喊大叫，夜不能安，躁扰失眠，腹大腹满，大便干结，小便黄。脉象洪大有力，舌红苔厚腻。

辨证：阳明腑证，燥实内结，热盛谵语狂乱。

用方：大承气汤。

生大黄20g，厚朴30g，枳实20g，芒硝20g（单包冲服）。

2帖2天。

二诊：第一天服药后拉出很多黑色的臭大便；第二天服药后拉臭水、肛门灼热。但是服两天药后人明显安静许多，晚上可以入睡。

后续以柴胡龙骨牡蛎汤加减断续服药，1个月后生活起居基本如常人。

（5）烦而不寐

从临床实际来看，不论阳明经热腑热，都会有心烦不寐的症状。阳明热邪在经，汗多心烦，入眠困难，这是石膏证，要用白虎汤来治。

但是阳明腑证的心烦不寐，有两种情况。一是腑实证典型，痞满热盛所引起。这种心烦不寐严格地说应该是狂躁难安，程度较重。还有一种情况是慢性、隐性腑证长期携带，常表现为大便排不尽，肛门热，放屁臭，食欲大，口干口渴。阳明隐性腑证之热随气上行，可扰心致烦，也可表现为入睡困难，卧不安宁，躁烦难耐，翻来覆去不能入眠，四肢好似无处安放，甚至烦躁地想喊叫出声。

（6）舌苔黄厚干燥、脉滑实

阳明腑热蒸耗，津液不能上承，自会舌苔黄厚、干燥。舌苔黄厚是因为阳明实热，舌干舌燥是津液耗伤。

当阳明腑证之热过于旺盛时，会出现舌面焦干，起芒刺，用手触摸舌面感觉干燥刮手。

此证多见于因为阳明腑证实热致神昏谵语，或腑热日久虚中夹实的患者。

脉滑实，是因阳明腑证内热，邪实致盛，鼓动气血加快循环，必会出现脉象滑数，重按有力。

三、少阳病主抓之证

1. 少阳经证（往来寒热，心烦喜呕，口苦，不欲饮食，或心下悸，小便不利）

少阳经证，是少阳经感受邪气，邪在经中未及胆腑所表现出的一系列病理证候。如往来寒热、心烦喜呕、口苦、不欲饮食等。小柴胡汤为此证的代表方。

（1）往来寒热

这是少阳病的经典证候。少阳经受邪，邪气或由太阳、阳明传来，或是少阳平日带病，又忽感风邪寒邪而发生忽冷忽热的症状。这是因为少阳为弱阳，阳气不盛，抗邪时断时续，症现往来寒热。

如近代医家祝味菊言："少阳之为病，抗能时断时续，邪机屡进屡退，抵抗之力未能常相继也。"

往来寒热在临证中多见于小儿冬春感冒，体虚外感正气不足之人，妇人更年期综合征，或恶性肿瘤的某个阶段等。

◆ **少阳经证——反复发热案例**

周某，男，9岁，安徽合肥人。2019年11月12日初诊。

主诉：反复发热伴咳嗽1周。

刻诊：1周前因班级流感，疑被传染感冒发高烧，口服西药后烧退。但第二天又开始发热至39℃，身体、额头发热明显，手足凉，伴咳嗽有少量痰，咽红；食欲不佳，大便不爽，小便略黄，再服西药退热效果不佳。

1周以来反复发烧不愈，经拍片检查示两肺纹理增粗，支气管周围炎。

辨证：少阳外感，邪气在经，往来寒热。

用方：柴胡桂枝汤加减。

柴胡20g，黄芩12g，党参15g，炙甘草12g，法半夏12g，桂枝20g，白芍20g，连翘20g，生石膏40g，杏仁12g，厚朴12g，生姜20g，红枣7枚。

3帖3天，水煎服，日3次。

药后反馈：服下第一顿药，烧退至36.5℃。第二天咳嗽减轻，有鼻塞。二便、食欲均好转。3帖药服完告愈。

按语：所谓的流感，中医叫"时疫"，严重的叫"瘟疫""疫毒""天行"等，都是季节时令的流行病。西医叫流行性感冒、病毒性感冒。按照仲景对六经病的立法，不论是普通感冒还是流行感冒，六经辨证有法可依。

像这种以发烧反复，退而又烧，烧而又退的外感疾病，当属于少阳外感发烧。

冬伤寒，春来必温，夏伏暑，冬发毒邪。这也是流行感冒的发病规律。本案患者的症状以发烧为主，表现为典型的往来寒热，辨证为少阳外感。这是邪气在经，少阳的抗邪能力时断时续，故患者发烧反复，退而又烧。虽然口服西药可以临时强制退烧，但是少阳经邪气未解，病必不除。

仲景在原文第103条里说："太阳病，过经十余日，反二三下之，后四五日，柴胡证仍在者，先与小柴胡汤……"但这种反复不退的发烧，虽然以少阳为主，亦多兼有太阳表证，所以用方首选柴胡桂枝汤。高烧、咽喉红者乃时疫之证，为太阳、少阳外感所化温毒，必加石膏、连翘佐以辛凉解毒。

少阳外感是病因，经中带邪，化为温毒是病机，抓住主证，辨好六经，方得效如桴鼓。

少阳为中枢，上承阳明，下启太阴。胆气及胃，关联至脾。若少阳经感受外邪，胆气不利则可致胃脾失和，可出现呕逆有声，但吐则无物，这是典型少阳呕逆。

（2）口苦，不欲饮食

古人说胆藏精汁清明，但胆汁其味曰苦。少阳感受外邪，胆气不利，精汁不循常道，或犯胃生苦，或精汁随经外泄，所以少阳经、腑有病皆可见口苦。这种口苦常在夜间出现，或晨起口苦明显，洗漱早餐后减轻。

脏无他病，身无外感之人，常是饮食知味，食欲良好。六经为病皆可引起食欲不振，但是少阳病不欲饮食是由胆气壅滞，犯胃壅脾所引起。

（3）或心下悸，小便不利

少阳病为何见心下悸，小便不利？这是少阳病的兼证。病在三阳，不论什么原因导致水气不利，均可见心下悸，小便不利。如太阳病不当发汗引起的心下悸，头眩，身𰌣动；太阳病阳不化气，内停水饮引起的小便不利；太阳病至中虚不足引起的心下悸而烦等。

但是就少阳病而言，心下悸病机有别于他病，这是由于少阳经连于胸胁，少阳邪郁，胆气不利，引起惊恐胆小的一种感觉，其真正病位并不在心。少阳虽然为三阳之末，但胆经带病，可导致津液失于出入，或化为痰浊阻滞阳气，或生成饮邪聚于胸胁，此时亦会致心慌心悸。如《伤寒论》原文第230条言："阳明病，胁下硬满，不大便而呕，舌上白胎者，可与小柴胡汤。上焦得通，津液得下，胃气因和，身濈然汗出而解。"临证可见于某些情志久郁的患者，或体质虚弱、胆气不足的患者。

2. 少阳腑证（心下急痛，胁下硬满，呕逆不止，郁郁微烦，关脉实而大）

（1）心下急痛，胁下硬满

少阳胆腑，可助肝疏泄调达，助脾胃升降运化。在三阳之中，少阳胆腑不仅参与人体情志调节，还参与人体肝脾之气的升降协调，参与人体的饮食消化活动。少阳腑证多见热证邪实，故又称为少阳实证，对应的常用方为大柴胡汤。

胆腑内藏墨绿色精汁，是由肝气所化生，储备于胆。胆腑精汁缓慢释放，以助脾胃代谢、消化饮食五谷及肥甘。若太阳、阳明之邪传给胆腑，必然可致疏泄不利；若风寒湿邪直接侵犯胆腑，或暴饮暴食超出胆腑疏泄调节功能负担，则会致胆腑失常，或受邪或负累而病。

一旦少阳胆腑失和不利，轻则胆内精汁不循常道，引起口苦心烦；重则胆腑壅热，精汁瘀积，导致胸胁、心下或胀满硬痛，或胁肋及心下疼痛难忍，或发热、恶心呕吐；或同时伴有面色苍白，冷汗淋漓。

临证常见于急性胆囊炎、胆管炎、胆囊肿大、胆石症急性发作。

◆少阳腑证——胆囊炎案例

赵某，男，40 岁，安徽合肥人，企业老总。2009 年 10 月 8 日初诊。

主诉：右胁下及胃脘处疼痛难忍伴身出冷汗一夜。

刻诊：患者平时身体健壮，有胆囊炎、胆结石病史十来年，由于患者惧怕而始终没有做手术。近日因为打牌熬夜及饮酒、食肥甘，胆囊处觉微微胀痛。于当日夜间，忽觉胁肋胃脘大痛不已，疼痛难忍，伴大汗淋漓。

因为患者惧怕手术，决定咬紧牙关坚持到天亮、急向我寻求中医治疗。

患者与我是好友，天还没亮就打电话向我求助。我在电话里问清楚症状，辨证为少阳病腑实之证。因熬夜疲劳，饮食不当，伤于胆腑而发病。要快泄胆腑实热，疏利胆腑之气。

用方：我当即短信开方——大柴胡汤加味。

柴胡苗 80g，黄芩 45g，白芍 30g，枳实 50g，姜半夏 30g，大黄 30g，郁金 30g，炒内金 30g，生姜 50g，大枣 12 枚。

1 帖，水煎服。一天 3 次服。

医嘱：立刻取药来煎服。忌食生冷肥甘厚味及饮酒 1 周。

用药及反馈：当时天刚蒙蒙亮，患者家属就敲开一家中药房店门，立即把药抓来煎服。第一顿药服下，疼痛大减，三顿药服完疼痛全消，告愈。

按语：这是一个典型的少阳胆腑实证引起的心下急痛，胁肋胀痛。患者身强力壮，喜爱饮酒吃肉，经西医检查患有脂肪肝、胆囊炎及胆结石。

这种患者胆腑之中必然内热炽盛，邪气壅滞。若平时受凉感冒，熬夜疲劳，过食肥甘厚味，则会引起邪郁少阳，热蒸胆腑，少阳经循经之处，或胆腑本位所涉之处，必会疼痛难忍。常表现为心下急痛，胁肋疼痛或呕逆不止。

此时要急泄少阳之热，疏利胆腑邪气，才能斩将夺关，药到病除。按照医圣张仲景法则，此时要重剂快投，以解病痛。

大柴胡汤本主治外感表证未罢，里实已成引起的少阳实证，症见腹满，大便不通，发热，脉浮而数。但是此方行气通便又泄热，是祛除少阳腑证、实证的代表方剂。方子中加炒鸡内金以消郁积而利胆腑，郁金加入方中，增强行气止痛作用。

此方也是少阳胆腑实证的急救之方，如果这种胆热不除，还会引起一些并发症，如发热、胆道化脓等。若能在六经辨证中抓住少阳胆腑实证，并擅用此方，可解决阳明、少阳合病的胆腑热证，以及少阳邪实引起的诸多肝胆疾病。如果再据辨证在此方中加入靶点药物以增强疗效，这样临床必然会让仲景六经辨证在临床上大放异彩。

如果少阳胆腑邪气壅实而又长期携带，这叫慢性腑证邪实，症见患者胁下硬满，或胀痛不适，按之有痞硬之感。常见于西医学说的肝硬化、脂肪肝患者。

这是因为少阳邪实不去，郁积日深，气滞血瘀，腑病及脏或者脏病及腑，伤于少阳而出现以少阳病为主的肝胆同病，必见胁下硬满。

（2）呕逆不止

少阳胆腑上受胃气，下承肝气，胆腑有病，常致肝胃不和，胆气横逆，甚则呕逆不止，或兼吐酸苦水。

（3）郁郁微烦

少阳腑证多化实证、热证为主。胆主情志，喜清明顺畅，实者多燥，热者多烦。但少阳是个弱小之阳，临证少见大烦狂躁，多见是郁郁之烦。这种烦还常伴见呕逆胸满，嗳气吞酸，情绪不宁。

若见大烦狂躁，打人毁物，这多必有阳明邪气的参与，二阳之邪攻于胆腑者，常会暴怒伤人，常发无名之火，无故攻击他人。

（4）关脉实而大

少阳胆腑邪气有余，少阳之气随经外发，肝胆之气冲逆不畅，关脉络于肝胆，则可见关脉或浮或大，或大实有力。

3.少阳兼阳明证（不大便而呕，心烦难寐，胁肋满腹胀，发热腹痛里急，脉多细弦或沉弦）

少阳兼阳明证，仲景笔下条文不多，甚至未言明。少阳与阳明同时有证，又称二阳合病。二阳合病有轻重之分，以阳明为主之合病，多为病势较重，邪气较实；以少阳为主之合病，则邪气较轻，或呈慢性携带。此证的常用方是柴胡芒硝汤。

（1）不大便而呕

不大便多责之于肠腑，呕多责之少阳。以少阳为主兼阳明证不大便者，并非真正的腹满便结，燥屎难下。而是常表现为大便干稀不调，但排泄不畅，或久蹲难以排出。病家亦常易呕逆，如稍有饮食不当即呕，见污物即呕，闻异味即呕。

这是因为少阳胆郁邪阻，阳明肠腑不利所产生的病理结果。临床常见于慢性胆囊炎伴大便不畅、胆胃慢性炎症、慢性胰腺炎患者。

（2）心烦难寐

少阳胆经带邪，胆气不舒必见心烦，阳明肠腑湿热，腐秽糟粕难去，亦常常胃腑不和、眠卧不安或精神涣散、注意力难集中，或郁郁寡欢。临床可见于抑郁症、强迫症患者。

◆少阳兼阳明——抑郁症案例

官某，女，38岁，发电厂职工。2006年7月5日初诊。

主诉：失眠伴情绪悲观2年余。

病史：3年前因婚姻变故闷闷不乐，继而脱发、失眠，入院诊断为抑郁症，口服西药后身体渐肥胖。

刻诊：长期失眠、易惊醒，精神疲惫，口苦心烦，食欲不振，大便时干时稀，便时腹痛，常排泄不出。身体肥胖，月经量少且不规律。脉象弦数，舌淡苔腻。

辨证：少阳邪郁，阳明轻度腑证。

用方：柴胡芒硝汤加味。

柴胡 20g，黄芩 12g，党参 15g，法半夏 12g，炙甘草 10g，大黄 6g，厚朴 15g，枳实 10g，茯苓 12g，香橼皮 12g，芒硝 12g（单包冲服），生姜 20g，红枣 5 枚。

7 帖 7 天，水煎服，日两顿服。

2006 年 7 月 12 日二诊：睡眠改善，每晚能获得 4～5 小时较好睡眠。精神疲惫愈好转，大便畅通。但药后便次多，痔疮发作、疼痛。

用方：上方减芒硝 6g，加牡蛎 20g。

7 帖 7 天。

2006 年 7 月 21 日三诊：半个多月来体重减轻 7 斤，睡眠不断改善。

继以柴胡芒硝汤与柴胡龙骨牡蛎汤交替服用 2 个多月，患者可以正常生活，又返岗上班。

（3）胁肋满腹胀

胸胁乃少阳经主过之处，大腹为阳明所主，胆胃不和，气机不畅，常可见胁肋、腹胀满。此证临床可见于多种消化系疾病。

（4）发热腹痛里急

少阳病常带，除往来寒热，亦可见常发低烧。阳明胃肠之腑有湿热宿便，或腐败黏臭大便留而难出者，必见便前腹痛，里急难忍。临床多见于肝胆、胃肠道慢性炎症、肿瘤患者。

（5）脉多弦细或沉弦

少阳虚证脉见弦细，少阳兼有阳明邪气则损耗正气，虚邪于里，常脉见沉弦。

四、太阴病主抓之证

1. 太阴虚证（腹满，吐食，腹痛隐隐，脉象细缓）

太阴为病，常以虚证、寒证多见。如仲景原文第 273 条所述："太阴之为病，腹满而吐，食不下，自利益甚，时腹自痛。若下之，必胸下结硬。"

但在特定条件下，太阴亦有热化证候。如邪气从阳化热，或素有湿热、腐秽自成等。

（1）腹满

腹满一证，在临证中最为常见，有三阳病腹满，三阴病腹满。三阴腹满中以太阴腹满多见，在太阴病腹满中，又分为虚满与实满。太阴虚证的腹满，常常是患者的一种自我感觉。其临证表现是腹满常在，满而不甚，用手按之柔软，无抵抗感。这种腹满是受凉加重，劳累加重。

这是因为太阴常虚，气化不足，饮食后运化缓慢，能量不够，不能运行气机，导致腹部胃脘常有胀满之感。

但是这种虚满十分难受，有的人腹满多年难以治愈，若遇医家不懂明辨，投方有误，遣方用药大清大泻，会越治越重，治成坏病，贻害无穷。

◆**太阴虚证——胃脘胀案例**

卢某，女，65岁，2011年11月2日来诊。

主诉：脘腹部胀满5年余。

刻诊：腹满腹胀难消，吃饱胀，饥饿也胀，受寒凉腹满加重，如此症状反复不除。有胃炎、慢性胆囊炎病史。

脘腹柔软，按之不硬，食欲正常，口不渴不苦，大便偏稀，小便可。舌淡苔白，脉细缓。

辨证：太阴虚证（阳不化气，中虚气滞）。

方药：理中汤加厚朴半夏枳实。

生晒参15g，白术12g，干姜20g，炙甘草15g，法半夏12g，枳实15g，厚朴20g。

7帖7天。水煎服，一日两次服。

复诊：患者自述2顿药服后，腹中似乎有气在动，觉得胃里温暖，腹满渐轻，7帖药服完腹满大减。

用药：守用上方，干姜减量。

生晒参15g，白术12g，干姜12g，炙甘草15g，法半夏12g，枳实15g，厚朴20g。

5帖5天。水煎服，一日两次服。药后随访，腹满痊愈。

按语：此患者腹满多年，但脏无他病，是典型的太阴虚弱、中焦不足。腹满难消，但是按之柔软，是没有痞满燥实之证。饥饿、受凉皆感到腹满加重，这是典型的太阴虚弱、虚性腹满。

这种腹满的治疗万不可用大泻之法，立法要以补太阴之虚为主，益气补虚的同时，要佐以调和脾胃，宽中利气。

理中汤是补益太阴之虚，温煦中焦阳气的代表方；厚朴生姜半夏甘草人参汤是虚性气滞腹满的常用方。治疗以理中汤补太阴虚，配以厚朴、半夏，即有厚朴生姜半夏甘草人参汤之意，枳实利气除满，共建功效。

（2）吐食

脾居中焦，主中气，与胃相表里。太阴之虚，中阳不运，脾胃必不和，饮食不能及时温化，则见吐食。临证表现为食后欲吐，吐而有物无声，或弯腰即吐。吐出食物清冷，无酸苦臭味。

（3）腹痛隐隐

腹痛隐隐，此为典型的虚性疼痛。"隐隐"是指疼痛感不明显而时隐时现，或者时痛时不痛。太阴之虚，致中焦能量不足，缺乏营养濡养，能量支撑，一饿就痛。若热痛者为灼痛，寒邪直中者多见大痛，中脏虚寒则必见隐痛。

这种患者在临床较为多见，或因太阴本脏素虚，或因他脏之虚损及太阴。此病长久不愈必致脾胃同病。

◆ **太阴虚证——胃脘隐痛案例**

黄某，男，43岁，广州天河区人，2017年4月4日来诊。

主诉：腹部隐痛10年余。

病史：慢性胃炎多年，胆囊切除史。

刻诊：胃脘处及肚脐上部位经常隐隐疼痛，疼痛发作时喜柔喜按。肚子饿时疼痛明显，饮食后会缓解，但吃得多也会有隐痛。曾口服抗炎、杀幽门螺杆菌药物效果不佳。

肢体怕冷，常常有疲劳感。如不慎进食生冷食物或过于辛辣食物亦会疼痛，无反酸无口苦口干，二便调。舌淡苔白，舌体胖大；脉象略细缓。

辨证：太阴虚寒，中阳不建，虚劳里急。

方药：小建中汤加味。

桂枝 20g，白芍 40g，炙甘草 15g，党参 15g，干姜 10g，生姜 15g，大枣
12 枚，饴糖 30g。

8 帖 8 天，水煎服，每日一帖，日二次服。

复诊：8 帖药服完，腹部隐痛无发作。

按语：本案患者腹部隐隐疼痛多年，经西医诊断为慢性胃炎，口服抗炎药
物无效而求治于中医。腹部、胃脘疼痛时喜揉喜按，这是典型的太阴虚证。由
于太阴虚弱中焦能量不够，虚者中脏必缺乏濡养，营养时续时断，因而出现时
痛时止的症状。

食用生冷食物后疼痛明显，这是虚证夹寒。治疗太阴虚性腹痛，在脏无他
热的情况下，应该快用小建中汤。此方加入干姜、党参是进一步增强小建中汤
补虚祛寒之功效。太阴虚得以补益，中焦寒得以温化，疼痛自止。

这种患者如果按照西医学所讲的胃炎来治，那就适得其反。因为许多治脾
胃的抗菌消炎药都损伤中阳，因此虽不是大病，但久治不愈。按照六经辨证，
建立六经找病的概念，临床中太阴之虚引起的脾胃病太多，只要辨证准确，即
可收效良好。

（4）脉象细缓

太阴虚者气常不足，亦无力鼓动脉气，所以多见脉象细缓。临证中三阴病
皆可见到细缓之脉，如果患者太阴虚为主要症状，不伴见他病，常会出现典型
的细缓脉。

2. 太阴实证（腹满实痛，下利黏腻，唇红龈衄，口甜口黏）

（1）腹满实痛

腹满实痛之证，最典型的是出现在阳明病邪气实、腑气不通的情况下。但
太阴为什么会有腹满实痛呢？太阴虽然是以虚证居多，在太阴常病的情况下，

如再常受外感，内化里热，或加之饮食不当，脾热则自生。或因为他脏之邪伤及太阴，如肝病传脾，肾病累脾等。这时候太阴就会从阳化热。脾病日久，运化不利，可虚证转实。仲景又叫"脾家实"。脾虚者亦见腹满、腹痛，但常表现为时痛时止。脾家实则表现为腹满实痛，或见无故下利。脾虚腹满是患者的一种自我感觉之满，不是真正的满。脾家实引起的腹满则不同，是一种腹胀气滞或大便不畅而胀满。一是因为内有湿热邪实；二是因为内有腐秽之物不除，而产生腹部胀满；三是太阴病被误下，表邪入里，化为实证而见腹满腹痛。

这种腹满虽是有邪实、有腐秽，但绝不会像典型的阳明大实证出现而腹满、谵语、狂躁。这种腹满虽然也会引起嗳气、噎膈、腹胀，按之有手感，但程度相对较轻。

脾家实的腹满可单独见证，亦常常伴有腹痛并见。但太阴病引起的腹满腹痛，其虚实较易于辨别，太阴虚性腹痛是时隐时现，太阴实证腹痛则可见大实而痛，甚至是腹痛拒按。如《医宗金鉴·伤寒心法要诀》所言："阳邪嗌干腹满痛，误下时痛大实痛。"此证临床常见于肝癌、肝硬化、肝脾肿大患者。

（2）下利黏腻

太阴下利有虚实之分，虚证下利是自利不渴，其味不臭。太阴实证下利则常见利出黏腻，附着便池马桶，水冲而不去，味臭气腐，肛门灼热，或者时有肛门潮湿。

这是因为太阴有热，或内有邪实腐秽之物，太阴本能启动，排腐败而自救，促腐秽自去而产生下利。这种下利本不伤人，还可排泄体内污物，祛病除邪。但若遇此种下利日久不止，恐伤及肛肠，引起脱肛漏痔。

2016年9月，我治疗过一个患者就是常常无缘无故地大便稀溏，排出的大便常黏着在便池，要按几次马桶才能冲干净。经医院检查除血压略高，身体无任何异常。我辨证为脾家实，脾经有热。按照六经辨证拟方，小剂量甘草干姜汤合三黄（黄连、黄芩、黄柏）。7帖7天，药后大便稀溏、黏腻、黏便池的现象基本痊愈。后来我又嘱其以此方小剂量隔三岔五服用，以固疗效。

（3）唇红

为何有些患者在没有外感发热的情况下，会唇红色如涂丹，或唇色深红而紫？这是因为太阴实证兼有热化，热邪较甚，随太阴经脉之气外发，口唇亦络属太阴，因此可见唇红症状。

临床常见于脾经热盛、脾津暗耗之人。若有实热疮疡，热毒壅盛，热归于太阴，或者脾经有热，兼有血瘀者，可见唇红色暗而紫。

（4）齿衄

何为齿衄？就是牙龈容易出血。太阴实证，常可化为太阴经、脏之热，热伤络脉，可表现为口腔、食道、大小肠常有少量的渗血。如叶天士在《外感温热论》中谓："齿为骨之余，龈为胃之络。"脾胃本能相连。

由于脾经之热，引起太阴经脉所过之处络脉受损，齿龈络胃腑、连于太阴，因此可见齿龈出血。如有些人刷牙出血，吃水果时咬一口苹果亦见有齿龈出血，有的是晨起口腔唾液带有血丝等。这皆源于太阴病虚热或实热。

（5）口甜口黏

口中唾液味有甘甜，或自觉口中有甜味者，谓之口甜。但口甜一证，多是伴口腔黏腻一同出现。

《素问·宣明五气》说："涎出于口，口为脾窍，故涎为脾液。"口中唾液，由脾主涎而生。唾液本该无色透明，淡而微咸，若口中甘甜，口中黏腻不爽，这应该与两种情况有关。一是脾经之热蒸太阴津液上行于口，脾之精微，其味多甘而滋腻；二是谷脏（胰腺）之热，与太阴交集，两脏合并，其热有余，外溢口腔，故必口中甘甜。

◆ 太阴热证——口甜多汗案例

蔡氏谷疸理论治疗异国女画家

——来自意大利的感谢

华夏岐黄道，仲景铸医魂。

谷疸沉千载，蔡氏今重温。

五脏对六腑，遗漏须钩沉。

谷病虚实论，临证启慧明。

重洋传六经，造福世界人！

2017 年 4 月 14 日，马来西亚吉隆坡《蔡氏经方六经辨证系列课程》圆满结业之际，蔡氏马六甲弟子戴士墩，引荐了一位来自意大利的患者，让我为其诊治，患者是位意大利旅居东南亚的女画家。

患者 serena（中文译音：诗瑞娜），女，55 岁。

主诉：口甜，多汗，身无力数日。

刻诊：1 年前因食物中毒后，身体每况愈下。刻下动则汗出，口甜；形体消瘦，面容憔悴，身体无力；食纳不佳，眠差，二便可。脉细沉，重按弦实；舌苔厚腻。

辨证：谷虚化热，热蒸谷精，中焦失和。

用方：方一，三方姜连汤；方二，理中汤加麦冬、五味子、知母、生石膏。（科中"中药萃取散剂"，两方交替各服 7 天）

2017 年 5 月 2 日二诊：药后汗出减少，口甜消失，睡眠好，但见便溏。

弟子戴士墩开方：桂枝加芍药汤合开胃进食汤；茵陈五苓散加薏苡仁、防己、生石膏。（科中散剂 15 天）

按语：太阴本能在脾，与谷脏相邻，功能相交。太阴之热与谷热相合，蒸精微游溢于口，故感口甜。谷热要除，谷虚要填，因此，我临证创拟填谷汤、清谷汤。此病若抛弃谷疸理论，按照常规辨证，多辨为脾胃虚证，运化力差，立法用方多以健脾和胃、助运化。不当的辨治常只缓当下，收效不著，无关痛痒，贻误病机。

蔡氏经方发掘仲景谷疸理论，发现以谷脏为核心的谷三焦，涉及的疾病甚多，如多汗、易饥饿、厌食、口甜、消渴、慢性疲劳、高血糖、高血脂等。这些以西医学命名的疾病皆可参考谷疸理论辨治。

2017 年 5 月 17 日三诊：药后诸症渐平。为固疗效，患者要求带药回意大利：方一，三方姜连汤；方二，理中汤加五味子、麦冬、生石膏。（口服 9 周）

身体完全康复的诗瑞娜，多次与弟子戴士墩信息交流，反复表示感谢"中国蔡氏经方"。并寄来了自己专门为蔡氏经方亲手所绘之画作《山那边》，以及一封充满感恩的英文手书信件。

按语：诗瑞娜经过调治已身心健康，精神爽朗，状态良好。至此，本案看似患者邪去身安，无可论说，但谁又能知道，蔡氏经方的治疗思路，不仅仅解决了她当下问题，其实还预防了她将来因谷疸而形成的糖尿病等呢！

当今时代此种患者太多，若没有仲景谷疸论指导辨治，谷病一误再误，谷脏大虚难复，必然造成谷疸坏病。

谷病常见的有两大归宿。谷热的结果是久热不除，热耗谷脏，引起中焦各种炎症，如急慢性胰腺炎、胆管炎、十二指肠炎等，若日后大气衰败，可生胰腺恶病。谷脏虚亏之人，谷中不能藏纳津精，粮囤空虚，日久必不耐饥饿，多懒多困，食难用饱。化验检查可见血糖、尿糖升高，这亦是糖尿病的主要病机之一。

3. 太阴寒证（脘腹冷痛，自利不渴，喜睡）

太阴寒证是指太阴中脏虚寒，以寒证表现突出的一系列病理证候。多因素体阳虚，寒自内生，或他病日久损及太阴，或寒邪直中。

（1）脘腹冷痛

中阳衰弱，寒自内生，或受寒食冷寒踞太阴，突现脘腹剧痛，或心胸大痛。或伴腹中寒，呕不能食。

太阴腹痛常见有二：一是腹痛绵绵、时痛时止，仲景以小建中汤立意；二是寒踞太阴之大痛，乃大建中汤之证。

◆ **太阴寒证——腹痛案例**

患者，中年女性，时常突发腹部剧烈疼痛。入院做相关检查，诊断为糜烂性胃炎。

口服抗炎、制酸、促胃动力药物多日，但腹痛仍时而发作。

刻诊：发作时脘腹剧烈疼痛，面色苍白、冒冷汗，脘腹似有包块隆起。饮食不当、受凉、生气易发。食纳可，睡眠可，大便略稀。舌淡苔白；脉象细沉。

辨证：太阴虚寒，中焦拘挛。

用方：大建中汤。

蜀椒 12g，干姜 15g，生晒参 15g，饴糖 30g（烊化冲服）。

3帖3天，水煎服，日两顿服。

一诊罢预后未知，2个多月后电话回访得知，腹痛彻底痊愈，且同时言谢意。

（2）喜唾

何为喜唾？即口中唾液，时时皆有，吐而不尽。这是太阴虚寒，中阳不振，阳气虚不能化中焦寒水，水聚成饮，大饮成涎，小饮化唾。

因此，小饮外溢，则化成唾。如仲景原文第396条曰："大病瘥后，喜唾，久不了了，胸上有寒，当以丸药温之，宜理中丸。"

（3）自利不渴

自利是指无端下利，大便稀薄，或无故便溏。

这是太阴本能不足，中焦气化虚弱，人体水津、精微，得不到温煦转化而为营卫所用，因而化为水湿行于肠间，引起大便稀薄而下。

六经病皆可见下利，且多会因为利下而津液受损，常口中躁烦而渴。唯太阴下利，乃脾阳不足，因虚而利，不见口干口渴。如《伤寒论》原文277条曰："自利不渴者，属太阴，以其脏有寒故也。当温之，宜服四逆辈。"

五、少阴病主抓之证

1. 少阴寒证（背恶寒，但欲寐，口中和，腰痛、骨节痛，下利清谷，四肢厥冷，脉微细）

（1）背恶寒

所谓背恶寒，就是身体恶寒不甚明显，独背上觉得寒凉无比。后世医家形容：背后冷，巴掌大，如披冷水。

万物皆有阴阳，从人体大的部位划分，背为阳，腹为阴，背恶寒者，是少阴阳虚寒化，温煦不足。

临证常见颈椎、腰椎患者，少阴寒证，其背恶寒；有中年妇女手足怕冷，其背恶寒；有些慢性病患者，或肿瘤放化疗患者常其背恶寒。

我曾诊治一患者是肺癌术后，淋巴结转移。耳前腮上一肿块如鸡蛋大小，同时患者常感大椎下、巴掌大一块儿经常寒凉怕冷，时轻时重。如哪天背寒严重，肿块就疼痛明显，如背冷不甚，肿块疼痛亦轻。我诊其为少阴寒化，阳虚冷积，用附子汤加味，调治一月余，不但其背恶寒大减，耳前腮上之肿块也随之变软变小。

（2）但欲寐

何为但欲寐？是一种没精打采、困倦思睡的表现。这种人与别人聊着天能睡着，走路也能睡着，甚至是开着车也能睡着。

这种现象有两种原因：一是因为肾阳不足，能量不够，疲乏困倦；二是因为肾精虚亏，不能旺神，亦出现神疲多寐。因此古人说：气满不思食，神满不思眠。

临证中常会遇到许多背后怕冷的患者，有的是在大椎以下，两肩胛骨之间，有的寒凉在腰部命门，有的是整个背部十分怕冷。

如有些年老体衰之人，阳气不足少阴寒化，冬日风和日丽太阳温暖，晒会儿太阳即鼻鼾而睡。这属年迈老朽阳气虚衰，更有甚者是年轻力壮者，亦天天困倦思睡。

2009年7月，一位27岁青年人来诊，主诉是天天困倦，影响正常工作。患者是一名公安巡警，自诉由于工作需要，经常要上路步行巡逻，走不了一会儿就困倦欲睡，有时半睡半醒还差点跌跤，这令他十分苦恼。

我根据患者还伴有鼻炎、腰酸、怕冷、舌淡脉沉，辨证为少阴虚寒，兼有表证，以麻黄附子细辛汤加味治之。共来诊2次，每次服药8帖，症状痊愈八九，患者不胜感激。

（3）口中和

所谓口中和，即口中不苦不燥，食欲良好。少阴病阳虚身寒之人，虽有一派寒象的表现，但饮食如常。

少阴寒证为何不影响食欲？一是因为脏腑无热，脾胃无损；二是因为少阴阳气不足，本能对食物有需求。

有的表现为五更饥饿，天还未亮腹中空虚，阵阵难受要吃食物，有的是食欲良好，气虚依旧。

（4）腰痛、骨节痛

腰为肾之府，肾阳虚衰，少阴寒化之人，常见腰痛、骨节冷痛，或伴骨节寒凉彻骨，尤其以腰及四肢关节冷痛为主。

这是少阴寒化寒淫于外，元阳相火温煦不足，营卫温度不能布达之故。

◆ **少阴寒证——腰痛案例**

费某，男，43岁。2011年12月17日初诊。

主诉：腰痛1周。

病史：有腰椎间盘突出病史。

刻诊：1周前不慎受凉，突发腰部疼痛难忍。自觉腰冷背凉，腰腿沉重。食纳可，眠可，二便调。脉沉涩，舌淡苔白腻。

辨证：少阴阳虚，寒侵腰背。

用方：四逆汤加细辛麻黄。

熟附片20g，炙甘草15g，干姜12g，细辛5g，麻黄10g。

3帖3天，水煎服，日2顿服。

二诊：服药2顿疼痛大减，服完2帖药自觉腰已不痛，腰背怕冷亦痊愈。

按语：该患者是我邻居，腰椎间盘突出病史3年。突发腰痛来诊，要求我为其针灸，希望快速缓解疼痛。查其脉证，脏无他病，乃少阴寒化腰痛。我劝说服药疗效更好，患者听从，遂开方服药，疗效尽显。

仲景方治疗急证常药味不多，小方快投，药宏力专，调理慢病则用药兼顾寒热虚实，用方需几方相合。

有些患者身无他病，就是一年四季骨节寒凉怕冷，怕碰冷水。身体稍受寒凉，或手足见冷水，即感寒凉彻骨，疼痛不已。

2016年8月，我诊一俞姓女患者，38岁，某电子厂职工。时正值高温酷暑季节，她主诉尽管天热，她用凉水后仍会骨节冷痛、僵硬。观她形体略瘦，面色暗，脉较沉，我当即断证属少阴病寒化。用方附子汤加味7帖后，症状大减。

（5）下利清谷

何为下利清谷？是指便如清水，便冷无臭的阳虚下利，常伴畏寒肢冷、神疲脉微之证。

饮食入于脾胃，消化吸收，虽靠脾胃完成，但是脾胃的动力还是要依赖少阴肾阳的温煦、供能和催化。少阴虚寒则可导致中焦虚冷，水谷难消；少阴寒还可导致肠腑欠温，饮食经胃入肠腑清浊不分，水液不化，变为清冷浊水，稀沥而下，形成下利清谷。

若脏无他病，常常下利清谷，怕冷神疲者，当温治少阴寒证，用四逆辈合理中汤效果最佳。

2. 少阴热证（口燥咽干，心烦不寐，舌色如莓，脉细数）

（1）口燥咽干

少阴病多虚多寒，为何出现口燥咽干？三阴脏病，本虚为主，少阴也无例外。但是当少阴病正不虚邪气甚时，或阴不足阳偏亢时，邪气亦从阳化热。

少阴邪热，热耗阴精、热耗水津时，始病即口燥咽干，水津不能上布，这是因为热甚劫阴。少阴气脉行走，循咽喉，夹舌本，热灼咽喉，热耗津液，精亏液乏，因此口燥咽干。《医宗金鉴·伤寒心法要诀》说："少阴阳邪沉细数，口燥咽干大承汤。"

此种少阴病常见于急性的口渴干咳、喉痹咽炎、咽喉糜烂、舌下生疮之人。治疗要泻阳救阴，釜底抽薪，方可保上焦津液，亦叫急下存阴。

（2）心烦不寐

心烦不寐是少阴病热化的主要症状，临证表现为躁烦难眠，心不得静，辗转反侧入睡困难。兼证常有小便频繁而尿少，五心烦热而盗汗。

仲景原文述："少阴病，得之二三日以上，心中烦，不得卧者，黄连阿胶汤主之。"这是少阴之热，或由邪气从阳经传来而化热；有自受寒邪，久而化热者。二三日以上，是指这已经不是少阴病初期。

足少阴属肾，手少阴属心，心肾相交，水火相济，人体夜眠能寐。若少阴阳热之邪耗伤心肾，自然可扰动心神，使阴不能平、阳不能静，二者不能和顺相交，必然欲睡不得眠。

临床常见于老年性失眠、体虚热甚型失眠、大病愈后失眠等。

◆**少阴热化——失眠案例**

我曾诊治一位六十多岁老妇人，失眠十几年，自诉自从十几年前得了高血压后，每天辗转难入眠，烦躁不安，常常夜间出汗。患者知道安眠药的副作用，但是在忍受不了失眠痛苦的时候又不得不吃。所以长期以来靠安眠药获得短暂睡眠，人显得面容憔悴，头发干燥无光，舌红苔少，脉象细数。

根据舌脉及证候，我辨证为少阴热化证。

用方：黄连阿胶汤加五味子麦冬。

黄连10g，黄芩6g，白芍12g，阿胶10g（烊化服），鸡子黄2枚（临服搅入药汁中），麦冬12g，五味子6g。

10帖10天，药后睡眠大大改善，身心倍感轻松。患者感激涕零送来锦旗。

（3）舌色如莓

何为舌色如莓？就是舌上光滑无苔，颜色红而鲜艳，就像熟透的草莓色一样红，由于热耗津液干枯，同时多伴舌体瘦小。

这是由于少阴热化耗伤了阴精水液，耗伤了正气，阴津不足，热亢在内，心肾同属少阴，舌为心之苗，因此可见舌色艳红或深红。

有人会说，古人写的舌的颜色像草莓一样艳红，这是一种形容吧，真会有这种症状出现？

2015年11月，我应邀出诊山东烟台，患者是一离休的老干部，肝癌晚期腹胀、疼痛难忍，伴失眠、厌食、低热。

诊见面色黧黑、焦枯，脉细弦。尤其他的舌象令我难忘：整个舌体深红、舌面光净无苔，颜色就完全像艳红的草莓色。

这是我临床多年见到的最典型的一例。由此可见古代医家对疾病症状的描述，皆是由实际的实践而来。

（4）脉细数

少阴病脉象，应多见沉迟、细弱。但是当少阴热化时，热促血脉，如流水湍急，因此可见数脉。

少阴之热，为正虚邪热，正虚者脉细小，故见细数脉。

六、厥阴病主抓之证

1. 厥阴寒证（四肢厥冷，身冷如冰，吐冷涎，脉细欲绝）

（1）四肢厥冷

厥阴虚寒之证，多是因为气虚血少，厥阴本能不足，导致经、脏寒化。最为常见的表现是四肢厥冷。因手足为人体四末，古代医家说手冷过肘，足冷过膝，就是指厥阴寒证引起的四肢厥冷。

临证见到典型的厥阴寒证手足厥冷是指双足冰冷无温，冷过膝盖以上；双手冰冷僵硬，冷过肘关节以上。医者触诊手足，可感到其确是寒冷透骨。

（2）身冷如冰

当厥阴病内有久寒，经脏同病时，除手足厥冷，还必见身体寒凉，体温偏低，身冷如冰。

这是因为厥阴经与脏的气虚血少，阳气虚弱时，无能量不能充盈经脉、络脉及体表肌肤；阳气衰少不能温煦脏腑产生适当温度，因此必然导致身体寒、四肢厥逆寒凉。如仲景原文第352条言："若其人内有久寒，宜当归四逆加吴茱萸生姜汤主之。"

◆ **厥阴寒证——关节冷痛案例**

李某，女，23岁，咖啡馆服务员。2018年5月12日来诊。

主诉：双手及膝关节寒冷疼痛1年余。

刻诊：双膝关节冰冷疼痛，严重影响行走，双下肢寒凉如冰。双手至肘关节以上冰冷，手指僵硬，身体怕冷，体温偏低，月经量少，有痛经，形瘦面白，食纳不佳，常疲劳乏力，大便略稀，小便清。舌淡苔薄白；脉细微。

辨证：厥阴经、脏虚寒，气血虚少。

方药：当归四逆加吴茱萸生姜汤加味。

当归 15g，桂枝 25g，白芍 25g，细辛 6g，炙甘草 20g，通草 10g，生晒参 15g，吴茱萸 6g，木瓜 20g，川牛膝 15g，熟附子 15g，生姜 20g，红枣 12 枚。

10 帖 10 天，水煎服，每天一帖，一日两次服。

二诊：药后双膝关节疼痛大减，行走较前自如。身体怕冷好转，面色好转。但见大便黏腻，小便略黄。

方药：原方加葛根及少量黄芩、黄连。

当归 15g，桂枝 25g，白芍 25g，细辛 6g，炙甘草 20g，通草 10g，生晒参 15g，吴茱萸 6g，木瓜 20g，川牛膝 15g，熟附子 15g，葛根 20g，黄芩 8g，黄连 6g，生姜 20g，红枣 12 枚。

10 帖 10 天，水煎服，每天一帖，一日两次服。

药后又找我调方两次，后来随访诸症渐痊愈，已准备举办婚礼。

按语：读仲景书，重在会仲景意，应讲究理论层面的理解并能结合实际的运用。厥阴寒证四肢厥冷、身冷如冰的症状，如果没有临证亲历患者，就不能体会那么深刻。本案患者是一个年轻女孩子，由于她长期在咖啡馆工作，上班场所天天空调大开，环境阴冷，工作服又是单衣薄衫超短裙，所以常常受凉，加之本气血不足，久而久之必内外皆寒。

此患者来诊时的情景我记得十分清楚，见她面色苍白，形体消瘦，观其表便知是一派寒象。为其诊脉时，我往她手上一搭，顿觉寒气逼人。我随即抓过她手，以进一步感知她体温，结果让我倒吸一口凉气！为什么呢？因为人体的自然温度是 36℃ 多，但此患者的手确实如冰块一样寒冷。不由让我怀疑，眼前真的是一个活生生的人吗？为什么身上会如此冰冷？

这就是真正厥阴寒证的身冷如冰，手足厥冷。想当年我们的祖师南阳医圣张仲景著书《伤寒论》时，写出那么多经典的症状，他应该是有很多实践体验的。

此患者厥阴寒证十分明显、易辨，症状典型。内有久寒，经脏虚寒。此时用方思路明确，以当归四逆加吴茱萸生姜汤，略做加味，定会效果非常。复诊便黏腻，略有热象，是因饮食服药皆可能略有热化，原方再加少量葛根芩连，患者配合服用，康复得十分满意。

（3）吐冷涎

厥阴寒证，阴寒至甚必见肝寒。肝脉者乃足厥阴也，足厥阴之脉夹胃贯膈，肝经寒邪随经行走，冲于胃气，损于胃阳则内生痰涎、冷沫、冰冷口水。

口中常吐痰涎冷沫者，若伴见四肢厥冷，身冷寒凉，手凉过肘，足冷过膝之人，当断为厥阴寒证。

◆**厥阴寒证——吐口水冷涎案例**

王某，男，14岁，学生。2010年8月5来诊。

主诉：常吐大摊口水涎沫伴手足怕冷1～2年。

刻诊：2年来经常于饭后两小时左右，口中会吐出较多口水、冷沫。口水无色清稀，伴清冷泡沫。身怕冷，四肢寒凉，冬天手足冻疮。食纳不佳，嘴里口水过多，若把口水下咽，则会觉得胃中寒冷。倦怠乏力，形瘦神疲，口不干不渴，二便可。

舌淡苔白，脉细缓。

辨证：厥阴寒化累及胃阳，肝胃同寒，化生中焦寒饮。

方药：吴茱萸汤加味。

吴茱萸10g，生姜20g，红参12g，干姜12g，熟附子10g，红枣8枚。

7帖7天，水煎服，一日两次服。

二诊：口吐冷涎减少，食欲好转。

以上方为基础，继续调服月余，告愈，身体素质亦随之增强。

按语：厥阴寒气过大，必然引起胃寒，因为肝脉夹胃。中阳不化，肝胃同寒必有饮邪化生，随肝气上犯，故患者常吐冷涎。

患者年少，脏无他病，立法用方思路单纯，要快除厥阴之寒，温胃降逆化饮，用吴茱萸生姜汤加味。此方是治疗肝胃寒证良效之方，但患者寒饮冷涎过多，病程长，因此在吴茱萸生姜汤基础上，加干姜、附子以暖厥阴，温中阳。

（4）脉细欲绝

厥阴是血多气少之脏，兼有经、脏之病者，常令气血皆虚，血虚不能濡脉络，气少不能鼓起脉道，必导致脉细如线。

若厥阴久病，被过多损耗正气之人，可见脉细而微，或者脉细欲绝、细若游丝，古代医家谓之"绝脉"。

2. 厥阴热证（厥阴消渴，面目红赤，胸腹灼热，舌红苔焦，脉滑数）

（1）厥阴消渴

消渴者，是饮水多而小便少也。厥阴为病，最大的特点就是寒热胜复，寒常极致，热亦现极致。厥阴病消渴，是因厥阴从阳化热，一是厥而又热，二是厥退热独现。

厥而又热：手足逆冷，其名为厥，所以厥者，以其阳上而不下，阴下而不上，不相顺接之故。不顺则逆，故曰厥逆。临证中常遇患者在厥中而见大热，如手足逆冷同时，又见烦躁消渴，口干欲饮，饮则渴止，止而又渴，这就是典型的厥阴消渴。

厥退热独：厥阴久病，阴耗阳亢，厥阴之热随经上发，肺胃津液独缺，大渴思饮，饮而又渴，此亦为厥阴消渴。

（2）面目红赤

厥阴热化，热邪随经上行，则可见面、目红赤如醉酒。

厥阴之热，为虚热邪热，热在营分，损阴津日久，而见面目红赤，面红者常兼紫暗，目赤者多伴干涩目昏，或视物模糊。

◆ **厥阴热证——面红目赤血压高案例**

张某，男，49岁，企业老总。2014年9月12日专程从西安来安徽看诊。

主诉：面红目赤伴视力模糊、头晕半年余。

刻诊：面红似醉酒，自觉面部热烫；双眼白睛泛红，干涩，视物模糊。有高血压病史，常头晕目眩，睡眠多梦，口干喜饮水。时有身体怕冷，手脚凉甚。饮食可，大便干，小便略黄。脉弦数，舌略红、苔微黄。

辨证：厥阴热化证，肝木夹火邪上炎。

方药：栀地大承汤。

大黄20g，厚朴30g，枳实20g，芒硝20g（冲服），生栀子15g，生地黄30g。6帖6天。

服法：煎服，每天两次服。服三天，停三天，再续服。

二诊：服药每天大便稀溏，3～4次。面红目赤、高血压、视物模糊明显减轻。偶有头晕，余无不适。

再拟方：上方去芒硝，加吴茱萸4g，其余药量减半。

间断服近2月，目赤痊愈，面色如常。除偶尔头晕，诸症痊愈。

按语：患者面红目赤、视物模糊十分明显，状如醉酒，便干尿黄，此一派热象，但又怎知是热在厥阴呢？因其身体怕冷，手脚厥逆，夜眠多梦，此应为厥阴热证，肝热随经而行，虚火浮于上，而致面目色红。时有手足逆冷，当为热厥。

仲景在厥阴热证中留方甚少，此时治厥阴热证的乌梅丸不足以为用。此患者是厥阴久热，热渐入营分，但又见便干尿黄，这是厥阴肝经热邪弥漫，热辖阳明。因此可用仲景小剂量大承气汤加味，栀子清三焦之热，亦清肝胆之热，生地黄滋厥阴、养营分。后入吴茱萸调厥阴热多寒少。

这种厥阴肝热若要快除，借用阳明篇大承气的基础上加栀子、生地黄，我们叫"栀地大承汤"。此方既治厥阴热证，又兼走营分，因而斩获良效。

（3）胸腹灼热

厥阴热邪弥漫，热邪随经贯膈，必觉胸中灼热，热如火燎。这种症状古人叫"心中如啖蒜"。就是胸膈上下，如吃了辛辣的大蒜一般，感觉烧灼、疼痛。

如厥阴之热充斥于脘腹两胁，患者会常感到腹内灼热，或两胁跳痛。这种灼热说来就来，令人烦热难忍。

（4）舌红苔焦

舌象关联于脏腑，厥阴之热耗灼津液，必见舌红；若厥阴热病久病正虚，津液干枯之人，可见舌红而舌苔黑焦。

（5）脉滑数

滑数本为邪实之脉，厥阴热常兼虚证，而为何见滑数之脉？因为足厥阴肝经夹胃贯膈，当厥阴热盛，随经而走，在外常显于胸胁，在内则首溢于胆胃。

厥阴热夹胆胃，则成脏虚腑实，亦见滑数之脉。此种脉象除见于三阳实证外，临床亦可见于以厥阴病证候表现为主的肝硬化、高血压、胰腺癌等患者。

第四章
六脉

中华医学博大精深，对于疾病的诊疗，尤其在望、闻、问、切四诊中，前人留下许多宝贵的经验，让我们能够临床捕捉疾病的信息，知病知变，甚至是知生知死。但是中医的脉象学内容繁多，古人描写脉象的书籍大多语意深奥。比如晋·王叔和的《脉经》、明·李时珍的《濒湖脉学》等，都是读来上口，运用在临床却指下难明。如果我们有时间和精力去把这些脉象都研究深透，那当然很好。但为医者一生的时光和精力都是有限的，不可能全部消耗在研究脉象上。作为医生要多研究人体的生老病死规律，研究六经病证的规律，研究脏腑的规律，临床要有好的疗效，这样才能不负古人经典，发扬六经学说。

蔡氏经方六经辨证讲不讲脉？当然讲脉。蔡氏经方根据临床实践，按照六经的疾病规律，将脉象加以总结、归纳，形成了蔡氏所讲的六脉，也叫"六经脉"。我们把六经之中每一经的脉，用一个字来概括、表达。这样就使六经辨证好学，好记，好理解。

第一节 太阳病脉——浮

我们常说"风寒为百病之首""表证长期携带"。经典原文说："太阳之为病，脉浮，头项强痛而恶寒。"通常情况下，风寒侵袭太阳经，有表证就有浮脉。

太阳伤寒脉浮紧，是因为寒为阴邪，寒邪伤人，郁遏阳气，凝人血脉，机体的正气与邪气相互抗争搏斗，经脉挛急，脉气紧张，所以会出现脉象浮而又紧。

太阳中风脉多浮缓，因风为阳邪，开泄毛孔，伤人卫气。人体卫气受损，津液不能密固，或自汗伤阳，或经气虚浮，势必出现脉浮而缓。但不论太阳病的脉浮紧还是浮缓我们先不管，见到浮脉我们首先就要考虑到有表证存在。

当患太阳病或者太阳病携带时，可常见浮脉。古人说：浮如木在水中浮。脉象浮悬在上，如木浮水中，轻搭应指，此为浮脉。

正如《濒湖脉学》所言："浮脉为阳表病居，迟风数热紧寒拘，浮而有力多风热，无力而浮是血虚。"这几句是描写病邪与人体正气抗争于体表而见此脉。若正气有力抗邪之人，或为风热之邪，那必然是脉来浮紧或浮数；若人体正气不足，抗邪无力，则多见脉象无力而浮。但总的来说，有一分表证，就有一分浮脉。所以太阳病的脉，我们用一个"浮"字来概括。记住这个"浮"字，是六经病脉的第一脉。

据临床实际所见，太阳表证之人，但见浮脉，此为抗邪有力，正气未衰。若表证典型而不见浮脉者，多为体质已衰，无力抗邪，气血不足而无力鼓动脉气。

第二节　阳明病脉——洪

何为洪脉？就是脉来势急，大而有力，如惊涛拍岸，洪水汹涌。

在六脉之中，阳明脉是最容易辨别的。此脉最直观的是洪大有力，应抓住一个"洪"字。见到洪大之脉，就是阳明病典型脉象。因为阳明的本性是热，热邪壅盛，必然迫津液外出而见大汗，同时也必是热迫气血，见脉象洪大。阳明不病、气血旺盛之人，脉也是偏于洪大的。如果阳明有病，邪热壅盛，势必脉大脉洪，滑实有力，或脉象洪数顶手。

阳明经感受邪气，化热最快，如果邪实正不虚，阳明热气弥漫，阳热散发，气随血走，热推气行，则会使脉道增宽，血涌气盛，若兼蒸蒸发热者，脉常见洪大而急数。

若腑证邪实，大便硬结难解，则见脉象洪大而滑数。如《医宗金鉴》三阳合病篇亦有"滑数宿食大承气，三阳合病腹膨膨"的叙述。

若腑证不显，慢性携带而便秘，或初头硬、后便溏，或热结旁流夹杂燥屎，则脉象略见洪大而重按沉实有力。

洪脉还见于六经病表证不解日久，化为里实引起的诸般证候，常伴见脉象洪大。

第三节　少阳病脉——弦

少阳为三阳的最小一阳，阳气渐减，气血渐弱。邪入少阳，病势不论盛衰，阳气鼓动渐弱，浮大、洪大脉象多不见。但少阳病邪气仍在阳经，所以脉象多为"端直弦长"。

少阳脉应该抓住一个"弦"字。弦脉者，如按琴弦，就像拉琴的人手指按在琴弦上的感觉，两端紧绷，指下挺直。少阳脉的弦硬程度与病邪的轻重缓急有关，按照古人的描述，少阳弦脉轻者如按琴弦，重则如按弓弦，极甚者如循刀刃。

临证如脉见弦象，要知病在少阳。如少阳表证，胆经外感，脉象多是弦中带浮；如是少阳虚证，脉象应为轻按不见，重按弦沉；如果病在少阳胆腑，化为里实，脉象应是弦紧有力；如果三阳合病，邪实以少阳为主，则脉象多见弦大有力。

若体虚之人，太阳、少阳常感表证，二阳虚证携带，弦脉则时隐时现。因为经表之虚长久耗气，气耗则明显鼓动无力，所见脉象浮与弦均不典型。

第四节　太阴病脉——缓

太阴为病，气血常虚，津液膏脂不足，脉象自然多以缓细或缓弱为主。如仲景原文曰："伤寒脉浮而缓，手足自温者，系在太阴……"太阴病的脉应该用一个"缓"字来概括，较为适合。

脾为足太阴，太阴为中脏，古人说心肝常有余，脾肾常不足，所以当太阴病发生、发展时，多以虚证多见。

原本太阴常虚，中阳不建之人，中焦必能量不足，营卫虚弱。太阴因他脏而病，中焦能量亦不足。太阴被邪气所附，虚而不健。种种因素，可损太阴血气。

何为太阴病的缓脉？应该是脉象来去弛缓，指下的感觉是松懈无力，这是虚证或虚邪可见的脉象，但是应该与平常之人、和缓从容的平脉加以区别。平常人的缓脉是一息四至，似春风抚柳，轻盈柔软，宽舒和缓，悠悠扬扬的感觉。正常人出现的缓脉，也是卫气有余、神气轻盈的体现。

若脏无他病，只是太阴常感受虚邪，由于病家带有表证，但正虚邪不实，因此常见如太阳中风的浮缓之脉。反之亦然，如果见一个浮缓脉象患者，除了太阳中风，也应该考虑太阴中风。如《伤寒论》原文第 276 条云："太阴病脉浮者，可发汗，宜桂枝汤。"此条文的叙述是隐去病机，其实是太阴中风。

太阴虚弱之人，若调治得当，饮食合理，太阴之脏正气来复，自然也可以回归和缓从容的常人之脉。

第五节 少阴病脉——迟

足少阴为肾，本能中藏精蓄气，若本能充足，少阴无病，少阴脉象应根基稳固，不沉不浮，不数不迟。若少阴能量不足，阳气不充，在脉则表现迟缓。因此，典型的少阴病脉应该抓住一个"迟"字。

少阴脉的大象应是相关六脉，六脉整体大象见滑数有力，浮弦洪大，此皆与少阴病无涉。若脉见沉迟或细迟，则应考虑六经之中的少阴为病。少阴脉除大象脉位，还应重点在指下体会寸、关、尺三部的尺部脉。根据古人测定，尺部脉位具体对应少阴。据临床实践体会，少阴病的脉象应该抓住一个"迟"字。

迟脉与数脉为相反的脉象。典型的迟脉是指每呼吸一息，脉跳动不足四次，即每分钟脉跳在六十次以下。

迟而无力之脉主虚证、主寒证。当少阴病阳气虚弱，无力推动气血运行，临证必见脉象沉迟无力。沉迟脉所主之寒，是因阳虚而寒，并非实在的寒邪或寒水，所以脉现迟而无力。

第六节 厥阴病脉——细

足厥阴这一大病位系统，由肝之本能外发，因此关联于肝。肝是多血少气之脏。厥阴之本能充盈或虚亏，都直接影响厥阴的外在脉象。本来血少气弱之人，厥阴既显不足，可见脉象细弱或细沉；妇人伤于血气者，即可见厥阴之细脉；三阴久虚之人，厥阴必不强盛，临证亦可见厥阴细脉，但其脉起落应指明显，可分清次数。

李时珍《濒湖脉学》有云："细脉萦萦血气衰，诸虚劳损七情乖。"意思是细脉主气血衰弱，或兼诸虚劳损。本人根据临床实践认为，细脉最能表达和概括六经脉中的厥阴脉。

何为细脉？其特征为脉细如线。搭脉的指感为脉道细小，或细直而软，按之不绝。

若厥阴热化，邪气在经，可见细弦之脉；若厥阴本脏热甚，可见细数弦急的脉象。若长期血虚之人，可见脉细而涩。若厥阴本能即将耗尽，油尽灯残之时才会见到如古人所说"细若游丝"。

厥阴本脏藏血，古人曰女子以血为本。女子生平经、带、胎、产诸多因素，常导致血气相对不足，或绝对不足，所以临证细脉多见于女性。

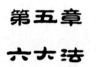

第五章

六大法

仲景六法导言

六经找病，是辨别疾病在何经何腑何脏的第一关，也是正确辨别疾病、辨证施治的重要开端。若六经找病错误，会为进一步的所有施治带来方向性错误。

在六经辨证正确的前提下，才能够正确地立法施治。法——是方法，是法度，是处置事物、解决矛盾的方法和尺度。具体来讲，中医治病有八法，即汗、吐、下、和、温、清、消、补。

六经辨证治疗疾病，按照医圣张仲景创立的六大法，概括为两句话：开鬼门洁净腑去菀陈莝，温肾阳实脾土营卫调和。此六大法可应对于百般疾病的治疗，又称为"仲景六法"。

"开鬼门洁净腑去菀陈莝"，这一句话概括了三阳病的三种治疗方法。三阳主外，三阴主内。三阳病多邪气实，三阴病多正气虚。三阳实，多外感，那就必须要多泻法，给邪气以出路。三阴虚，多里虚，就要多温固，给正气以扶持。故治疗的总则是：泻其有余，补其不足。

第一大法——开鬼门

仲景开鬼门之法，乃《伤寒论》万法之始。大自然有六淫邪气，仲景创解表之法。开鬼门法主要功用除表邪，祛六淫，开腠理。鬼门不开，表证不祛，千般疾病多由经传变。

这第一大法，也是六经辨证治疗的重要一法。何为鬼门？古代医家把人世间的百般疾病都叫作"邪气"。如风寒表证又叫"表邪"，大自然的风、寒、暑、湿、燥、火，统称为"六淫邪气"。

古人说的"鬼门"，实际是指人体的毛孔、汗腺。在中国古代，人们把"邪"字又当作"鬼"来理解，也会把鬼叫作"鬼邪"。

明代张景岳说："肺主皮毛，其藏魄，阴之属也，故曰鬼门。"

当人体感受了六淫邪气，中医用发汗的方法让邪气从毛孔排出。人体全身毛孔为外邪进入与排出的通道，因此又被叫作"鬼门"。

所谓"开鬼门"，也就是发汗解表，解表为何是仲景治病的第一大法？因为大自然的风寒暑湿之邪无处不在，其实人的一生都在与大自然的邪气抗衡。中医文化，是以中原文化为载体，中国的大部分地区，一年四季分明，春夏秋冬气候各异。春以风邪为主，夏以暑邪为主，秋以燥邪为主，冬以寒邪为主。

太阳经主一身之表，人体感受风寒邪气，出现怕冷、发热、头项强痛、体痛、呕逆、鼻鸣、干呕、自汗出、脉浮缓等，此为太阳病。由于体质的不同，感受邪气的病理表现也不同。邪从太阳由表入里，经过六经的传变，可化生百般的临证表现。

如太阳表证不除，邪传阳明，阳明邪气不解再传少阳。邪在三阳不解，往里再传三阴。因此六经辨治，要首辨太阳表证，解表大法第一。

笔者常说："表解精神爽，阳静阴也平。"解表的思路为何那么重要？

有道是：

表不解内外不和，

表不解营卫难调；

表不解邪气渐深，

表不解补泻难效；

表不解病难回春，

表不解百邪难消。

1. 表不解内外不和

中医所谓的内外不和，又叫作表里不和。人体是个内外一体、功能协调统一的整体，所以无论是益气、养血还是扶阳、滋阴，所有治则都必须建立在没有表邪、表里和谐的基础上。如果外有表证不解，理法方药不当，益气会壅滞经脉；养血会滋腻脏腑；扶阳会生大热；滋阴会助湿邪。表里和谐，身不带表证，六经之经脏、经腑不病，人才能一身轻松。

我们看到生活中有些人，看上去健康无病，但就是天天身懒无力，困倦而又难眠，闻饭不香，身重难受，情志不舒，身体的某些部位，经常会有莫名其妙的疼痛、酸麻。其实这都是身上带着表证而不自知的原因。

2. 表不解营卫难调

张仲景著《伤寒论》，特别注重营卫二气。六经辨证所理解的营卫，绝不等同于单纯的"卫气营血"学说。这里的营卫不仅是指气血，同时也指营卫是阴阳的对立统一；营卫是精微；营卫是能量；营卫也是脾胃之气。

营卫调和，人体才能正气不败，抗邪有力。如果人体长期身带表证不解，则营卫亦难以和谐为用。表证不解兼内有虚实者，则必然会营卫不和。营不和，里必病营血，卫不和，表必病卫气。

3. 表不解邪气渐深

此言讲的是开鬼门解表的重要性。人体感受表邪，疾病由表入里，六经传变的次第关系，既是邪气向纵深发展的关系，也是疾病万千变化的过程及条件。

身有表证，及时治疗，这叫截断病程。否则邪气纵深，可成坏病难医。如仲景原文有"使经不传则愈"的叙述。

4. 表不解补泻难效

我们临床中常遇一些患者，明明看似体质虚弱，但就是虚不受补。稍微用些补益气血的、滋养肝肾的、温阳的药都会上火牙疼、咽喉疼痛，或者烦躁失眠等，这究竟是为什么？

这种现象有两个原因，一是内里有热；二是外有表证不解。内热之人，药用大补，是火上浇油，人体自然会生热上火。但身有表邪不解，表里不和之人，用上补药难以被营卫所用，补药的营养能量必然会化为邪热，此时同样造成眼红、头胀、烦躁不寐、口苦咽干、小便黄赤、大便结硬等生热现象。

临床中还遇到某些患者，虽大便不爽，腹满腹胀，或腹痛拒按，但还不能用泻法。有的是泻后症状不减，肠胃更胀，有的是泻后体虚，食欲大减，还有的是泻后胃肠反有痞块。这又是何缘故？

这是医者认证不明，投方有误，表证不解，误用泻法，使邪陷于里而造成的。张仲景在《伤寒论》原文中一再强调，当表则表，当汗则汗，表不解不可吐下，表不解不可大补，表不解仍需法从表治。如仲景在原文里有言：表证仍在，当发其汗。

原文第44条："太阳病外证未解，不可下也，下之为逆，欲解外者宜桂枝汤。"

原文第45条："……脉浮为在外，而反下之，故令不愈。"

原文第78条："伤寒五六日，大下之后，身热不去，心中结痛者，未欲解也……"

原文第91条："伤寒，医下之，续得下利，清谷不止，身疼痛者，急当救里……"

原文第107条："伤寒八九日，下之，胸满烦惊，小便不利，谵语……"

原文第150条："太阳少阳并病，而反下之，成结胸心下硬……"

原文第279条："本太阳病，医反下之，因而腹满时痛者属太阴……"

仲景原文中像这样表邪不解，鬼门不开，误下伤正的叙述不胜枚举。

5. 表不解病难回春

医者临床中，按照常规思路，多是见病治病，虚补实泻。但是有些病，尽管把该用的药都用了，为何就是收效甚微？还有就是当今时代，疑难杂病太多，有些患者四处求医，用尽了方法不能见效。

有后世医家说表证不解，百邪难除。许多疾病的治疗，忽视了解表思路，大大影响疗效。

我曾治疗一个 15 岁少年，严重的鼻炎、鼻甲肥大，鼻梁隆起，如垫异物，严重影响美观。受鼻炎影响，稍受凉就感冒，喷嚏连天，常有清水鼻涕或黄稠鼻涕。少年青春爱美，鼻炎不但影响学习，也妨碍美观。中医西医久治不愈，十分痛苦。

我诊后认为，这是典型的长期带着表证不解，这是太阳寒水不化。鼻炎一词是西医概念，如果按照鼻炎治疗，可能永远难以治愈。我为其用方十分简单，葛根汤原方，加三味药——细辛、防风、川芎。经过一段时间的治疗，患者不但鼻炎及诸多症状好转，肥大的鼻甲也渐渐有所收缩好转。

还有一位 35 岁女性患者，顽固性盆腔炎常常发作，小腹疼痛坠胀，腰部骶尾骨处酸胀疼痛。疾病几年不愈，但见她弱不禁风，面白神疲。常服消炎药亦导致她胃部不适，食欲不佳，出虚汗。我诊她脉缓、舌淡、颈肩酸痛怕冷，断其为长期身有太阳中风表证不解，表阳虚弱。为其拟方桂枝加附子汤加味，10 帖 10 天。并嘱彻底停服消炎药。

经过 3 次调方治疗，两月后患者气色转佳，食欲良好，盆腔炎随之好转。

6. 表不解百邪难消

邪气者，分有形之邪与无形之邪。自然界的六淫邪气，由于摸不着、看不见，我们称之为无形之邪。邪之所犯，不论病表病里，久而久之皆可以化生有形之邪。

何为有形之邪？如痰饮结成的痞块，血瘀凝成的囊肿癥瘕，热毒腐化的疮疡，以及诸邪所聚形成的痈、疽、疔、肿等。此皆是有形之邪。

仲景第一大法开鬼门解表，在有形之邪中应该怎样运用？百般邪气，皆可运用，有形之邪也需解表，不开鬼门，有形之邪亦难除。但用解表法时，必须要知其禁忌。

按照张仲景在《伤寒论》原文里所讲，麻黄解表祛邪，但有禁忌：咽干、汗家、衄家、疮家、淋家、失精家、亡血家都禁用麻黄发汗。

热疮多损津液，痈疽多损正气，此时开鬼门解表不能妄用，万不可因误汗伤正而加重病情。

但对于疮疖初起，硬肿邪结，囊肿增生，非开鬼门不可，否则其病难愈。

我在8年前曾治疗一庞姓女子，常发皮肤过敏，后来即使过敏瘙痒退去，但全身多发性皮肤硬肿，夏天汗出较多时症状减轻，其他季节皮肤发硬加重，四肢皮损躯干分布多。平时全身酸胀困乏，很是痛苦。

仲景说：汗出不彻，其身必痒。此患者病情是从身痒而来，现在全身酸痛不适，是否仍然与表邪不解汗出不彻有关？我根据其舌脉诸症，用桂枝麻黄各半汤加味，经过一个多月的调治，疗效十分显著，诸症渐愈。

我还曾经治疗一位上海嘉定女教师，38岁，患乳房结节3年。左乳房内结节如鸡蛋大小，表面光滑。每于劳累、受凉、月经前疼痛难忍。医院检查诊断乳腺纤维瘤，口服过中药西药，但纤维瘤不但不消，而且还有增大。

患者看上去身体健康，饮食、大小便、睡眠均可。但有一症引起我的注意，就是她长期鼻塞，只要一受风吹就头痛。这应该是标准的表证长期携带，我为其拟方十分简单，第一诊开6帖12天药，用葛根汤加细辛附子。第二诊是在一诊方子的基础上，又加牡蛎、桃仁、半夏。

一诊药后患者疼痛已经大大减轻，二诊后我把处方略做加减，治疗3个月，再检查显示乳腺结块已有缩小。

像这种长期带着表证的乳腺病不在少数，如果抓不住太阳表证、开鬼门的思路，治疗用方单纯的活血化瘀、散结，将会很难收效。这就是"六经大纲去循病，不能脱纲把病寻"。

由于大自然的风寒邪气无处不在，因此人体十有七八都是"表证长期携带"。所以开鬼门、发汗解表就显得尤为重要，亦被医圣张仲景放在辨证施治的首位。实践证明，有了六经辨证，有了表证的思路，对于临床解决一些疑难病症，能够大大提高疗效。

把太阳表证开鬼门作为主要临证思路，用于疑难病的治疗，有较多的临床案例，如下面的偏头痛案例。

◆ **偏头痛案例**

2019 年 3 月，我接诊了一位来自江苏张家港 66 岁的老妇人。主诉是偏头痛 25 年，隔三岔五发作。发作时疼痛难忍，头痛欲裂，并伴恶心、呕吐，四肢冷，冒冷汗。由于是右侧偏头痛，疼痛时右眼淌水，眼睛也胀痛，右眼视力严重下降。

头痛发作无规律，受风受凉即发，睡眠不好时也发，劳累也发。由于长期的右侧偏头痛，患者的面部有一个奇怪的现象，右半边脸皱纹堆垒，右眼变小。这是因为头痛发作时本能反应，使右脸部肌肉紧缩，右眼紧闭，右脸变形，皱纹较深，较左脸相比十分明显。

患者还伴有颈椎酸胀，平时怕冷恶风。饮食可，二便调，脉象略见浮弦而细小，舌淡苔白。

经过问诊得知，偏头痛 25 年来，中西医看了太多。西医诊断是血管畸形性偏头痛，常用扩血管、镇痛、舒缓营养神经的药物，但是久治不愈。中医是按照活血化瘀、祛风止痛治疗。我看患者拿出了许多以前治疗的处方，这些方子有血府逐瘀汤、九味羌活汤、川芎茶调散等组方。但这个头痛似乎百药不效，十分难治。

根据诸症及舌脉，我辨证为太阳经表证携带，久痛兼瘀。随即拟方：葛根汤立法，再加川芎、防风、细辛、白僵蚕。

葛根 20g，麻黄 6g，桂枝 15g，白芍 15g，炙甘草 12g，柴胡 15g，黄芩 10g，生晒参 15g，法半夏 12g，白僵蚕 6g，川芎 12g，防风 12g，细辛 5g，生姜 20g，红枣 7 枚。

10 帖 10 天。水煎服，日两顿服。

药后二诊：偏头痛大减。发作频次减少，疼痛轻微，疼痛时间缩短。

用方：上方继续服药 10 帖 10 天。

经与患者进一步聊天得知，她是在 25 年前，有一次在田间干活，突然天降大雨，由于来不及避雨，被雨淋得浑身湿透，瑟瑟发抖。而后就感冒十来天，感冒痊愈后就开始偏头痛，反复发作，一病就是二十多年，中西医治疗无效，痛苦不堪。

以解表思路为主，通过两个多月的调方治疗，患者彻底痊愈。

后经家人传来消息，患者病愈后又找了一个搞卫生的工作，去上班了。

本案患者为何偏头痛 25 年久治不愈？我认为是他医没有"开鬼门"的思路，表邪未除。农村妇女天天田间干活，定会常常出汗，如本身太阳经就虚，虚邪贼风亦容易携带，突然哪一天身受凉风，就会邪伤太阳经表。经气虚若之人，必定留邪不去，感受表证难解。

头为诸阳之会，表证携带，邪气不解可发偏头痛。如清代医家尤在泾说："表证头痛，病象生变，病因留初，非解表不可图治。"

开鬼门解表的第一法，临床中广泛运用至大病小病的治疗，大到恶性肿瘤，小到外证疼痛、跌打损伤。

◆ 脑梗死案例

2008 年冬天，我曾经治疗一例脑梗死患者，杨某，男，72 岁。经过 CT 扫描显示左脑腔隙性梗死，临床表现为：头晕，走路不稳，讲话语速慢，偶有口齿不清，健忘。常感到颈肩部酸痛不适，时有手指麻。

有高血压病史 10 多年，刻下面部油腻，汗少，双下肢行动迟缓。怕热，胃口好，大小便正常，脉象浮紧而大，舌淡苔略黄腻。

患者长期口服降压药及扩张血管药，脑梗死不但没有好转，而且越来越严重。

我根据患者证候、脉象，没做太多辨证，抓住两点：一是汗少、长期项背强几几；二是怕热、食欲好。这是典型的太阳有表证长期不解，兼阳明热证。

按照这个思路，用方简单，不要舍近求远。根据症状，辨证为太阳表证不解，入里化热，太阳、阳明二阳合病，表邪里热证，鬼门不开。

立法应当开鬼门、解太阳表邪，清阳明里热。

我为他拟方：葛根汤合方大柴胡汤白虎汤加味。

葛根 40g，麻黄 12g，桂枝 20g，白芍 20g，炙甘草 15g，柴胡 30g，黄芩 15g，枳实 15g，大黄 10g，法半夏 15g，知母 15g，生石膏 50g，羌活 15g，丝瓜络 20g，川芎 12g，生姜 20g，红枣 5 枚。

6 帖 12 天。

12 天药服完，想不到的疗效出现了，他除了头晕好转，浑身轻松，血压也随之下降。经过几次调方，这个患者一共治疗 40 多天，后来做 CT 检查显示，腔隙性梗死的病灶有较大的实质性改善。

有些医者认为，麻黄有升压作用，一般不敢给高血压患者用麻黄。其实这是西医学的理论观点，从六经辨证理解，表证不解，经脉拘挛，脉道绷紧，血压反而会升高。用麻黄汤解除表证，这叫邪去身安，经脉和缓，血压自然下降。

太阳病邪气在经，体表之经脉紧张挛急，会引起颈肩酸痛，背紧手麻，甚至是腰痛不解。这些症状只是在体表出现，那么，太阳经在内是通于脑络，自然可以引起头部症状，如头晕、健忘以及脑血管缺血、部分脑血管梗死不通等。明白了这个道理，就会知道仲景治病六大法，开鬼门发汗解表第一法的重要性。

当今时代患脑梗死的患者太多，中医不能被这个病的病名所迷惑。从临床实践来看，许多人没有正确的生活常识，贪凉，冷气空调风扇用得多，带有表证不解的脑梗死患者就会越来越多。此患者正是如此，自家开旅馆，生活中有两大爱好：一是喝酒；二是夏天喜吹空调风扇。1 年前因为突发性眩晕，才查出脑梗死。

而解表的思路可为本病的治疗开辟新的途径，两千年前仲景的医学思想，我们后人应该认真发掘，为人类健康再展辉煌。

第二大法——洁净腑

洁净腑法，乃仲景为祛邪另辟蹊径之法。洁净腑法主要功用是利小便，祛水邪，调津液。若能熟练掌握，可为临证诸多疾病取效建功。

净腑的腑所指何部？是指足太阳膀胱之腑。所谓的"洁净腑"，就是利小便。运用此法，能够使邪气随小便而下泄。膀胱腑虽小，但藏津液，纳水气，能量巨大。《素问》云："膀胱者，州都之官，津液藏焉……"

仲景说太阳病不解，邪气会随经入腑，邪伤膀胱气化不利。邪气入里化热，热与水结导致小便不利，这叫"太阳蓄水"。热与血结可引起少腹急结，下血，神志如狂，这叫"太阳蓄血"。

不论太阳病蓄水、蓄血，都是由于邪气伤于膀胱之腑。其实我们实际临证中，因膀胱腑气不利引起的疾病远不止这两证。

常见的如膀胱疾病、尿路结石、前列腺疾病、高血压头晕头痛、肾病综合征浮肿、肺心病、哮喘病等，这常常都与鬼门不开，净腑不洁，水气不利，腑气壅滞，邪气长期不除有关。

我在临床中治疗一些膀胱、尿路疾病，都是按照仲景的第二大法，即洁净腑通利小便，清腑热祛瘀利水，或者以此思路为主而合方，常获得良效。

◆ 前列腺增生案例

我曾经治疗一个前列腺严重肥大增生的患者，年龄 56 岁，胖瘦正常，看上去一脸乌云水斑、面色晦暗。小便日夜次数过多，但每次解小便只能点滴而出，也有时半天解不出小便，伴小腹坠胀、痛苦不堪。

患者一开始按照自己的想法，认为肥大增生，直接去医院开刀就能解决问题。后来选择了在上海一家医院做了前列腺增生手术。谁知道手术过两个多月之后，小便仍然艰难，这时他才不得不寻求中医治疗。

按照六经辨证理解，这是太阳病长期携带，邪气入膀胱之腑，膀胱腑不洁生热，气化壅阻，热与水结引起小便不利。

我给他用的方是五苓散加通草、淡竹叶、石韦。

猪苓 20g，白术 12g，茯苓 30g，泽泻 15g，桂枝 20g，通草 10g，淡竹叶 12g，石韦 15g。

经过一段时间的治疗，患者小便通利，小腹坠胀大减。并且还有意外收获，就是脸色变好，脸上水斑、暗斑大多数已退去，夫妻俩每次来复诊都笑得合不拢嘴。

1. 洁净腑兼化瘀

太阳经的本能之气在膀胱，太阳病由经入腑，壅滞膀胱气化不利，除了造成膀胱腑本身一些相关联的疾病外，常引起水滞血瘀。

膀胱腑气不利，除了水滞，还会血瘀。古代医家云：血水同源。血与水，同属于人体的阴性物质，其产生的源头相同。

如有些妇科囊肿的治疗，有些心脑血管疾病的治疗，都应考虑洁净腑兼化瘀。若是大实证，要治从"三阳开泰"；但有部分患者是病在水气不化，又兼血瘀。因膀胱腑会牵动一身之水液气化，治疗必须通利膀胱兼化瘀为用。

2. 洁净腑兼发汗

上面通，下面利；解表又利水，这叫打开二阳。这也是许多疾病的治疗大法，如现代医学所说的高血压、肾病综合征、单纯性水肿、冠心病、眩晕、鼻咽癌、甲状腺疾病等，只要见表证而兼水滞，皆可用此法。

3. 洁净腑兼解表、通腑、泄热

此法又叫"三阳开泰"，在我的经方临证中使用最为广泛。当今时代三阳实证，表不开，里有热，腑气实的患者太多。

如各类肿瘤、脑中风后遗症、高血压、高血糖、高血脂、高尿酸、脂肪肝、胆结石等，只要见表实里热，腑气不通，水饮邪气者，皆可运用。

第三大法——去菀陈莝

去菀陈莝是仲景施治三阳病的重要大法，此虽立法在三阳，实际临证中在特点条件下，可为六经病的辨治大建其功。去菀陈莝法主要功用为祛邪实，通腑气，救危急。

去菀陈莝（cuò），是驱除积聚沉淀在体内的宿便、污浊、凝脂等废物。这个"菀"字，通郁，即郁结；又通凹，即有凹入、低洼之意，意为低洼之处，易聚沉淀污物。陈莝，是陈旧铡碎的草，这里指人体内饮食残渣、废物。

在仲景治病的六大法中，具体来讲，此法的含义是：通腑行气、清肠泄热、攻下宿便。

中医理论常说扶正祛邪，但当今时代中医临床，许多时候掌握祛邪更为重要。因为现代人丰衣足食，营养过剩，不说在疾病状态下，就是自然的生活状态下，大实腑证亦多见。在东汉末年，战乱伴着贫穷，人们缺衣少食，在那样艰苦的社会背景下，仍然有许多承气汤证候，因此，仲景在诸多条文中皆有去菀陈莝的临床思路。

由此可见去菀陈莝这第三大法的重要性。医者临证如果不明腑证，不知热病，不用大黄、芒硝，许多病就很难创造效如桴鼓的临床境界。

掌握去菀陈莝第三大法的运用，就必须要会辨腑证，在这里我们把腑证归纳为三类：一是单纯的、典型的腑证；二是腑证作为伴随症状出现；第三是隐性的腑证。

第一："急症重症"。典型的、单纯的大实大满的腑证出现，一般都是急病重症。按照西医学的病名来说，如肠梗阻、肠套叠、急性化脓性阑尾炎；胆囊炎、胆石症急性发作；急性胰腺炎、胃扩张等。临床中发现，还有一些突发性心脑血管疾病，亦与急性腑证有关。

典型的、单纯的大实腑证的形成，常常是由于阳明热盛；内有宿便燥屎，或暴饮暴食，或本有病理基层又被外邪直中。临证表现为痞、满、燥、实，腹部疼痛拒按，腑气不通，腹痛满胀、腹大如鼓，或大便多日不解，呕吐不止等。

第二："病兼腑证"。患者身患他病，主要的痛苦不在腑证，但同时会出现大便不畅，腹满腹胀，屁多屁臭等，这都是兼有腑证的表现。

病兼腑实的形成，多为因病致实，如长期的脾胃有热、长期带有表证，或因长期脏腑功能失调，都可形成不典型的腑证。

此种兼有的腑证虽然不典型，但临床亦常见于内、外、妇、儿各科患者，去菀陈莝的思路在此亦大有用处。

第三："无象腑证"。又称隐性腑证。隐性的腑证当今实在太多，广泛存在于各类人群。何为隐性腑证？就是没有典型大实腑证的痞硬满痛，大便不通；也不见绕脐疼痛的迫急危重；更不见肠中燥屎坚硬如石。

只是平时大便不爽，排而不尽，甚至大便黏腻或稀溏，解后便池难冲干净，或时感腹部微满略胀，放屁味臭难闻，或虽然大便不干不硬，但大便多日一行，或还见有假虚真实之象。

隐性腑证形成的病因常见是饮食肥甘细腻；外带表证里有湿热；或脾胃、肠腑功能失和、腐秽黏腻不下；或安逸少动，肠腑气机壅闭等。

这种现象临床常见于三高人群，身体偏壮或表虚里实之人，喜爱酒肉大荤之人，或多食肥腻甘甜的少年儿童，或表虚里有湿热难除之人。

中医治疗腑证，就必须要运用去菀陈莝大法解决，要快刀斩乱麻，仲景叫"阳明三急下"。也就是阳明腑实，需要用去菀陈莝泻下法的三种急症。一是腑实内热，熏蒸迫汗外越，此时要急下存阴；二是腹满里大实，津液结于内的热结旁流；三是腑实热盛，热耗真阴、目睛不慧、津枯于内的危重证候。

仲景所提阳明三急下，是去菀陈莝的主要法则。但是六经为病，在病情发展的不同阶段，都会有需要急下救阴的证候出现。去菀陈莝，急下救阴，斩将夺关，这是中医处理危急重症的大法。仲景在阳明篇立下三个承气汤——大承气汤、小承气汤、调胃承气汤。后世医家在临床实践中根据需要，又延伸出增液承气汤、白虎承气汤等。

◆急腹症案例

有一天我在高铁列车上，突然接到一个求救电话，说家中一位七十多岁老人，大便已经多日未解，腹满胀痛，感觉肚子憋得快要炸开。医院用了开塞露、硫酸镁等药物进行通便治疗，均不能奏效。情况较急之下，向我求诊。

我在电话里细问老人病情得知，患者有脑梗死、高血压、高血脂等老年病史。刻下除大便不下，腹痛胀满外，还有口苦、烦躁难眠等症状。由于情况紧急，在无法见到患者的情况下，得立即凭当下问诊证候开方。

患者当下最大的痛苦是腹胀如鼓，大便不通，口苦，烦躁，根据这几大症状，应该是阳明、少阳邪实腹满的急腹症。中医历来讲究急则治标，缓则治本。此时应当尽快通腑泄热，清肠除满。我当即开方：大承气汤合方大柴胡汤。

大黄 20g，厚朴 30g，枳实 20g，芒硝 20g（单包冲服），柴胡苗 25g，黄芩 15g，白芍 15g，清半夏 15g，生姜 20g，大枣 5 枚。

一帖，水煎，分三顿喝。

第二天传来消息，一顿药下去，几个小时后老人排下一堆黑色、恶臭大便，腹痛腹胀顷刻减轻。三顿药服完，大便拉了六七次，老人腹部变软，腹痛消失，已能安睡，告愈。

临证应该注意，老人最易产生实证腹满，因此医理名言说：泄老不泄少。因为老年人的胃肠接受一日三餐，已经用了一辈子，尤其对于大便常常难解的老人，定会有肠垢、糟粕黏着在肠壁之上。老年人胃肠渐弱，运化蠕动较差，肠中经常有宿食停留，若本有胃肠积热，日久必成硬结燥屎滞留肠中。就怕他日因受凉、劳累或暴饮暴食而发病，形成腹满大痛，大便不通，腹胀拒按，这也是典型的急腹症。

临床中许多老年患者遇此紧急状况，可能被诊断肠梗阻，若没有仲景去菀陈莝急下大法，西医学除了手术开刀别无良策，如果贻误病机，会有生命危险。

◆他病兼腑证——下肢肌肉萎缩案例

方某，男，53 岁，2018 年 10 月 30 日来诊。

主诉：双下肢肌肉严重萎缩、不能站立 10 个月余。

现病史：患者双下肢小腿瘦得就像棍子，干瘪无肉。自 2017 年 12 月始发烧，仅在夜间，发烧 3 天后出现腿脚无力。于当地医院诊断"脑梗死"，用西药治疗后稍有改善。2018 年 2 月开始服用激素治疗。现在双腿肌肉严重萎缩，软弱无力不能行走，靠双拐艰难前移。

腹部大，双上肢消瘦，面色潮红。行动艰难，偶有双手颤抖，无力。既往爱饮酒，但无三高症病史。

腹壁坚硬，肩以上汗多，夜间口渴必须饮水，常有嘴苦，纳可，无胃酸，思维清晰，言语无障碍，偶有头晕，身体怕热，但腿部寒凉。睡眠可，有时夜间盗汗，常牙龈出血，偶口臭。

脉象弦实有力。舌淡红、苔薄而略黄，舌下无瘀。

大便稀而黏，一天一次，小便一天六七次，色黄，有泡沫。

辨证：三阳经气虚，内热壅盛兼腑证。

用方：桂枝加葛汤、小柴胡汤、白虎汤、大承气汤合方加味。

桂枝40g，生白芍40g，炙甘草30g，柴葛根50g，柴胡苗40g，黄芩20g，法半夏20g，党参25g，知母30g，生石膏80g，厚朴40g，大黄30g，枳实30g，黄连15g，肉桂12g，木瓜40g，黄芪80g，牛膝30g，秦艽30g，生姜30g，大枣12枚。

另包：芒硝200g，分十次隔天冲服。

15帖30天，水煎服，每天2次服。

二诊：2018年11月27日。

服药后泄泻便溏，排便增多后，人自觉舒适。双下肢仍无力，药后较前睡眠好，精神好，大便不畅改善。肚子有时仍觉胀，胃口好，夜里口渴大有好转。腿仍然感觉凉，舌苔白，略黄腻，汗仍多，白天经常出汗。上半身热，下半身冷，下半夜腿麻木。小便有泡沫、气味重，脸部有硬邦邦之僵硬感，脸色潮红。

辨证：太阳经气不利，阳明仍有热，兼腑证。

方一：柴葛根40g，桂枝30g，生白芍30g，炙甘草20g，柴胡苗40g，黄芩20g，法半夏20g，党参25g，知母30g，生石膏80g，厚朴20g，大黄20g，枳实20g，当归15g，木瓜40g，黄芪60g，牛膝30g，杜仲20g，秦艽30g，天花粉30g，生地黄50g，黄连15g，肉桂12g，茵陈20g，栀子12g，生姜30g，大枣12枚。

服法：10剂20天。水煎服，每天2次服。

方二：厚朴30g，枳实30g，大黄20g，芒硝20g（冲服）。

服法：5剂5天。每天一帖，水煎服，每天2次服。

方一吃两天，方二吃一天，交替服用。

三诊：2018 年 12 月 30 日。

药后诸症渐好转，充实三阳经气，生长肌肉，需要循序渐进。

用方：按照上方思路，略做加减。

此患者经过多次复诊，8 个多月的纯中医治疗，于 2019 年 5 月已经可以丢掉双拐行走，双下肢肌肉渐渐丰满如常人，告愈。

按语：这个患者是比较严重的双下肢肌肉萎缩、软弱无力不能行走，架着双拐才能艰难地缓慢前挪。他给我的第一印象是脸红如醉酒，肚子大，四肢枯瘦，典型的"枣核"体型。

按照西医学所讲，这种脸胖、脸红，是由于长期吃激素造成脂肪堆积，叫水牛背、娃娃脸。我们见到这种形体的人，不论西医学说什么原因引起，首先要断他两个问题：一是三阳经道里面带着邪气没有解除；二是三条经的经脉气道里有热。医圣张仲景称之"缘缘面赤"。

挽起裤腿见他双下肢的肌肉大部分已经萎缩，两条腿瘦削得像两根棍子一样，不但软弱不能行走，而且坐下也起不来。这是人体外部的三阳经太虚，经中的气顶不起来，也就是经道里无气支撑。

虽然双下肢萎缩无力是他的主证，但是患者还有一个大问题，就是体内长期有腑实化热，这是导致发病的一个主要因素。

患者虽然大便不干，肚子不胀，但是他腹壁紧绷，肚子大，口苦口臭，这就可以判断他兼有腑证。此腑证的形成，还有据患者所说，之前被他医用了过多的壮阳大补药，如鹿茸、海马、巴戟天、红参等有关。

本病西医诊断为脑梗死后遗症，亦有说是重症肌无力。在中医叫什么病呢？古代医家说：四肢不用，独取阳明。长期表里俱热，腑证不除，燥屎宿便糟粕化热，阳明热耗肌肉，这就是三阳热病引起的"痿证"。

这种疾病的规律是表证化里热，里热又向外发，伤于三阳经，造成肌肉里有热，热把肌肉消耗，所以形成本病。此病是长期腑证引起的热病，三阳热以阳明为主。

辨治立法是调和三阳经脉，清除腑证、泄热。用方是以葛根汤、柴胡汤外解经中邪气，白虎汤、承气汤通腑泄热。

我们试想，如果此病不用六经辨证思路，若按照他医大补大壮、大温阳，势必如火上浇油，能把人治得越来越热，到后来面红、眼红会更加严重，肌肉更加萎缩，直至彻底瘫痪。

运用六经思路，去菀陈莝，表里同治。用白虎承气汤、葛根汤柴胡汤加味施治，腑证除，里热清，邪气去，经脉和，使经气逐渐恢复，津液渐能濡养，方能治愈此病。

◆ 隐性腑证——月经淋沥不尽案例

妇女月经淋沥不尽，很难让人与腑证联系在一起，但是十年前的一个病案，让我觉得在一些虚性疾病的治疗上，我们也不能一味言补，适时必要考虑隐性腑证所带来的病理损害。否则临证会犯顾此失彼、南辕北辙的错误。

马某，女，28岁，未婚，2010年7月8日来诊。

主诉：月经淋沥不尽1年余。

病史：13岁经血来潮，时有月经周期不准。曾有子宫内膜增厚及卵巢囊肿病史。

治疗史：西医诊断为功能性子宫出血、子宫内膜增厚。曾做过刮宫治疗；口服断血流片、云南白药胶囊、激素药等；亦服过数剂补气摄血中药汤剂，处方不详，但均未能治愈。

刻诊：近1年多以来，每于月经来潮后当尽不尽，淋沥不止，血色暗红。形瘦高，面红，易疲劳乏力，但讲话声音大。食纳可，有时胃胀，有口干，无口苦，脐周按之痛，有时小腹痛，有时烦躁，易脚手凉，眠差，大便时干时稀，小便黄。脉细略弦，舌略红，苔白，舌后根部苔黄厚腻。

辨治：隐性腑证化热，热伤络脉，迫血妄行。

用方：四逆散大承气加味。

柴胡苗25g，生白芍20g，枳实15g，炙甘草15g，大黄炭15g，厚朴20g，枳实15g，生地黄20g。

芒硝100g另包（隔日用15g，冲入药汁服）。8帖8天。

服法：每日一帖，煎服，日两次服。

二诊：2010 年 7 月 16 日。

服完第三帖药时，出血淋沥不尽停止。服用芒硝期间大便每天 3～4 次，大便稀溏而色黑。不服芒硝大便每天 1 次。食纳可，睡眠可，大便多排后人不觉累，精神可，口干欲饮水。

6 帖药服完触按脐周疼消失，不再觉烦躁。

二诊方：三黄泻心汤加味。

大黄炭 10g，炒黄芩 15g，炒黄连 8g，肉桂 8g，白茅根 15g，生地黄 15g。10 帖 10 天。

2 个月后随访，月经淋沥完全痊愈。

按语：此患者是 10 年前的病例，那时我在家乡安徽淮南工作，每逢周末休息去中药房坐诊。这位患者是经我诊治的患者引路、从合肥专程来求诊，所以我记得仍然十分清晰。

月经淋沥不尽 1 年多，已看过很多医生但效果不佳，这时我就要考虑辨证思路的问题。长期月经出血淋沥不尽，这已经不单纯是月经病的问题，此时可以叫：血证。他医专门止血，如果病机不明，有些出血靠止血是止不住的。他医亦以虚证用补气摄血之法，仍然不能奏效，这说明是辨证思路有误。

患者外在形体上看不出有腑证，故我辨她属隐性腑证，因热出血，那依据是什么呢？

一是她虽然淋沥出血 1 年余，但她说话声音仍很大；二是脐周按之硬痛，大便有时不畅，兼有烦躁，这皆是有隐性腑证之象。

仲景开鬼门、洁净腑、去菀陈莝这三法，治疗邪在三阳，其实也涵盖了人世间大部分疾病的治疗。临床遇到这样的患者，万不可直接止血，或者认为出血久了是虚证，大量用补虚药。

其实这种月经问题久治不愈，是因为内热出血。早期是由表虚外感，化为里热。里热不除再加饮食不当，必然产生郁热宿便，形成隐性腑证。最关键的一步是隐性腑证携带，腑证化热入于营分，伤于宫胞络脉，造成月经紊乱，出血淋沥不止。此时就不能单用调经之法治疗，必须用仲景去菀陈莝之法，祛除腑证，清祛里热。

那么为她选方为何用四逆散作为合方？隐性腑证与典型大实急性腑证的治疗不同，应该以小剂量大承气汤为主方，合方四逆散是以透解郁热、疏肝理脾为用。此患者手足易凉，是因为除了隐性腑证，还有内热被郁在里，手足不温，腹痛。此又叫：阳郁厥逆。三黄汤炒用善后，主证除罢，宜清血室之热、和络脉。但我认为，此证能够收效显著，主要还是得益于去菀陈莝之大法。

第四大法——温肾阳

仲景温肾阳之法，乃《伤寒论》温固人体本能、护命脉的重要一法。其主要功用为回阳救急，温阳化气，护本固脱。

何为温肾阳？从概念上讲，也叫温补命门，是用壮阳助火的药物，恢复少阴阳气及人体能量的方法。肾阳虚常见一系列虚寒证候，以神疲乏力、活力低下、畏寒怕冷、四肢不温、腹冷痛下利、身重喜卧、面白或黧黑、腰背冷痛、筋骨痿软、小便清长、夜尿多、舌淡苔白、脉沉迟等为症状表现。

仲景治病六大法，温肾阳是治疗三阴病的重要一法。六经辨证理解的肾阳，既是人体一身的能量基础，也是少阴本脏的阳气能量。人体缺温度、缺热量都与肾阳不足有密切关系。

少阴肾，古代医家叫"水火之脏"。意指藏真阴真阳，是人体真精、元气所聚之所。古代医家一致认为，人的真精元阳，是人生命存在的最宝贵的物质基础。因此，人要想健康长寿，一生都要懂得保护好肾精肾气。

少阴经脉之能量，是少阴肾本能外发的结果。若少阴阳气虚衰，少阴经脉之中运行的经气不足，人体在这种情况下，常常是缺乏能量，缺乏温度，无力抗邪的。

少阴肾阳虚实，不但影响少阴本脏，而且对于全身的能量皆有影响，其中影响最密切的是太阳经腑与太阴经脏。

六经辨证中温肾阳大法的运用，应该把握三个层面，这样才能在临证中清晰明辨。恰当运用温肾阳之大法，方可提高疗效。

具体运用：一是直接温少阴、补肾阳；二是太阳少阴两感同治；三是六经病佐温少阴、助肾阳之法。

具体归纳为温阳三法：①少阴直温法；②太少同温法；③六经佐温法。

1. 温肾阳——少阴直温法

少阴直温法，适用于寒邪直中少阴所带来的一系列病理损害。引起寒邪直中的病因很多，如房劳过度后肾气消耗，突又受寒凉，或因空调风扇，或因饮冷、洗浴等。使邪气闭于少阴经脉，常常表现为急性腰痛，或突然下肢无力，形成痿证，或面瘫中风，或者邪闭少阴咽喉，突然暴哑失音，不能言语。

此时用仲景温肾阳——少阴直温法，选方通脉四逆汤加味，以回阳救逆，通脉振痿。

若妄用寒凉或大食生冷，重伤肾阳，致正气不支，无力鼓动阳气逐邪于外，则必见腰腹冷痛，兼下利或呕吐，冷汗自出。此亦为寒邪直中少阴，此时温肾阳之法当快用。常选方通脉四逆汤、四逆汤加味，剂量要大，以温阳祛寒，回阳救逆。

若因冒雨涉水，顶风冒雪，身受大寒，此时少阴阳气突然被劫，常表现为腰背拘急，四肢僵硬，言语滞涩，脉微欲绝，此为阳气欲脱，用仲景温肾阳之法，选四逆加人参汤，回阳固脱，治一身尽寒。

◆ **双下肢无力案例**

陆某，男，48岁，深圳福田人，2019年5月5日远程看诊。

主诉：双下肢突然无力伴说话吐字不清1天。

刻诊：患者平时身体健康，1天前因为夫妻久分团聚而房劳过度，大受空调寒凉。第二天突然双腿痿软不能站立。全身疲软无力，手脚凉，说话言语不清。家人将他紧急送医院，经过检查没有器质性病变。医院为他用营养药，并嘱休养。

患者面部表情呆滞，舌淡苔白，脉象未知。

辨证：急耗、直中少阴，气随精泻，阳气虚脱。

用方：四逆汤加味。

熟附子 50g（先煎 1 小时），炙甘草 30g，干姜 20g，盐炒杜仲 20g，肉苁蓉 20g。

3 帖 3 天，水煎服，日 3 次。

3 天后来电告知：双腿已恢复正常活动，说话语言清楚。仍觉疲劳感明显。

处方：金匮肾气丸，口服 1 个月。

嘱：戒房事 1 个月。调饮食，慎起居。随访告愈。

按语：这是一个远程求诊的患者，应该感谢时代通讯的发达，得以快速救急。患者平时身体健康，虽然人在中年，除有点高血脂外别无他病。

因夫妻各自久居异地，聚少离多，发病是因为夫妻团聚，短时间内房事频繁，大泄精气，使少阴消耗，肾精损伤。阳气随精而泄，少阴经脉空虚，筋骨弛软，因此导致下肢突发性痿证。

脑为髓海，亦主思维言语，肾精大耗，髓海顿时空虚，所以言语不利。阳气损耗必然四肢身冷，疲倦无力。

由于是远程问诊，脉象信息不知，但病因明确。中医治病，在解急救危的情况下，无需拘泥太多，脉诊缺如同样可快速立法、用方。

这是典型的急耗少阴，房后受寒邪直中，气随精泻，阳气虚脱。患者虽然双下肢痿软无力，但绝不同于真正的瘫痪。这是短时间少阴经气虚损，又受寒邪所中，肾脏能量供养不及所致。

用仲景温肾阳大法，快振阳气，驱寒邪外出是当务之急。仲景四逆汤，是温阳驱寒、回阳救逆的第一方，加炒杜仲进一步引药归经，苁蓉兼填肾精。

在温阳之法运用中，当证候出现，用方讲究药宏力专，不可药味过多，分散效力，否则难收桴鼓之功。

2. 温肾阳——太少同温法

太少同温法，是建立在仲景太阳、少阴同时而病的基础上。临床实际所见，太少两感患者常见于青年、中老年男性。

太阳常病，少阴常虚之人，得病常表现为太少两感。这是因为肾与膀胱相表里，少阴阳气虚弱，能量不能供养膀胱，太阳经常感外邪；太阳常带表证，也必然会有损少阴阳气，二者互为因果，因此常同时而病。

临证常见如有的人经常感冒不断，肢体畏寒怕冷；精神萎靡不振，懒惰不思奋斗；颈椎、腰椎常病不愈；腰背冷痛常在，脊柱炎、坐骨神经痛、腰椎间盘突出、腹痛下利清谷；女子宫寒不孕，男子须发早脱等。

以肾阳虚弱引起的太少两感，如果没有仲景温肾阳的临床思路，则临证抓不住重点，会常犯用方繁多，徒劳不效之弊。

◆ 不孕症案例

我清楚记得1998年夏天诊治过的一个不孕症女子，时年28岁，婚后6年不孕。

刻诊：患者形体偏胖，但精神萎靡困倦，四肢怕冷，易感冒，流清涕；冬天腰背凉，屁股怕凉，不敢坐不带棉垫子的凳子；食欲好，大便稀，小便清长，夜尿多，舌淡苔白。

西医检查有卵巢囊肿，输卵管有炎症。用多种方法备孕均未成功，其中人工受孕、做试管婴儿两次都未保住，自然流产。也寻求过中医治疗，吃过一些补益气血、专门助孕的方药均无效。

仲景说口中和，但欲寐，背后冷，这是少阴阳气不足。易外感，流清涕是带有太阳表证。治当太少同温，为她用方十分简单，就是：桂枝汤原方合小剂量麻黄附子细辛汤。这位患者大约服药半个月，人就变得面色好看，精神开朗。

两个月后传来喜讯，已经顺利怀孕。孕后我为其开方金匮白术散保胎，经过十月怀胎，患者生下了一个健康可爱的女婴。

这种不孕大补气血，用激素促卵泡助孕，都是误治。要先把太少两经同温同治，解开两感，不带邪气，太阳、少阴阳气来复，气血得到周转圆满，必定会自然受孕。若六经失查，辨证不明，立法不当，用方不对，越急迫助孕越不能成功，这才叫欲速则不达。

太阳少阴同温法，若是运用得当，可为疑难、顽固的颈椎病、腰椎病、脊柱炎、风湿病以及有些肿瘤等的治疗，创造神奇的疗效。

3. 温肾阳——六经佐温法

六经不论是某经为病，还是合病、并病，部分患者会同时兼有阳虚证候。立法用方的同时，当佐以温阳。

仲景温肾阳之法，临证应该灵活掌握，大虚大温，小虚小温，兼证阳虚随证而温。六经佐温法，是在仲景温肾阳大法的指导下形成，此法可为六经辨证广开思路，对临床疗效提高大有帮助。

寒热错杂，实中夹虚，或大实而兼阳虚，临证中皆可见到，这也是许多疾病的本质。如三阳大实证之人而兼有阳虚；三阴热邪壅盛之人兼见阳虚；阳明太阴失调、湿热缠绵之人而兼阳虚等。

如在日常门诊中可见有些患者虽多汗怕热、口干口苦、腹大腹胀、大便干燥、小便黄、舌苔黄腻等一派三阳热象之人，但同时又兼有怕风怕冷，下肢凉、膝盖疼痛，或稍遇冷风就难受等，这就叫三阳实证而兼阳虚。

这种人看上去体壮身热，有的是稍食冷胃就疼痛；有的是看似一派热象，只要医者用药寒凉，即脾胃不适，可能是十天药只吃两天，往下的治疗就无法进行。

有些三阴邪热壅盛之人，虽常口咽溃烂，口臭齿衄，或疮疖红肿，舌绛红无苔，大便恶臭，小便赤黄，稍热就躁烦难耐，但又十分怕冷、怕风，稍受风凉则头痛、颈肩痛。

这种人看上去身无大碍，实际上是寒热不能耐受。怕热极致，怕冷亦极致，这是三阴邪热而伴见阳虚之人。

阳明太阴久蕴湿热缠绵之人而兼阳虚，临证可见身重恶热，出汗黏腻，口腻、口甜、口渴欲饮但饮而不多，遇热烦躁，大便黏腻、便色或黄或黑，小便浑黄有泡沫等。但是这种人虽有明显热象，同时常伴怕冷身痛，关节疼痛、遇热遇冷皆加重；稍受风凉便肌肤不温；稍沾凉水即感寒凉刺骨，手足易僵硬。

常见舌苔黄厚而腻，脉多见滑数或滑濡。

临床实际所见，在疾病的过程中，许多时候不是纯寒纯热，有时在一个患者身上寒热的矛盾都表现极致。因此，活用仲景六经辨证法则是医家提高临床的必修课。

◆三阳佐温法——四高症案例

1年前我治疗过一个四高症患者，时年48岁，某企业领导，体壮如牛，肚大腰圆，怕热多汗，口干多饮，头晕、心慌、胸闷，大便干，小便黄而有泡沫。舌苔黄腻，脉象洪大有力。

患有高血压、高血糖、高血脂、高尿酸5年，长期服用西药降压降糖。

这是典型三阳实证，用方：大开泰加味。

葛根40g，麻黄12g，桂枝20g，白芍20g，炙甘草15g，柴胡苗30g，黄芩15g，厚朴30g，枳实20g，大黄15g，知母15g，生石膏60g，茵陈30g，猪苓20g，泽泻20g，茯苓20g，赤芍15g，牡丹皮15g，桃仁15g，生姜30g，红枣9枚。

5帖15天。1帖药服3天，每天2顿服。

我嘱半月后来复诊，可是3天之后患者就来了。进门告诉我：服药3天，胃疼胃胀，不能吃饭，后面剩下的药不能再吃。

处理：在原方中加入附子、干姜。再服未发胃胀胃痛。

此患者经过一段时间再诊，诸症大有好转。

明明是个三阳实证，为何服药后胃胀胃疼？经过细问得知，原来他多年以来一直是胃不能受凉食冷，只要一受凉必然胃疼胃胀。在我为他诊疗时，我见他三阳实证这么明显，就没有细问，用上解表清里泄热之方，其中多有大寒之药，服后胃脘疼痛胀满。

这种患者不是个别，临证应该留心——在三阳实证中兼阳虚。那么，这种情况又是怎样形成的呢？这种患者多数是早年不懂爱惜身体，酒色过度，肾气亏耗。常大吃大喝，时间长久落得浑身是病，虽然三阳热盛，但肾阳还偏虚。比如有些外强中干的人，看似身强体壮，实际这种人患阳痿也很多。

此患者食冷胃疼，与真正的虚赢少气之人脾胃虚寒不同。这是因为肾气被耗，真阳不足，脾胃缺乏真阳元气的供养，脾胃阳虚，食冷就疼。

治疗这种病在三阳而兼肾阳虚的患者，要用仲景温肾阳之法——六经佐温法，解三阳邪气、清热泻实为主的同时，定要佐以温阳。

◆ 六经佐温法——HPV 阳性案例

罗某，女，36 岁，2012 年 10 月 8 日来诊。

主诉：白带多而黄臭伴外阴灼热难忍 1 年余（宫颈 HPV 高危阳性）。

刻诊：白带黄、白带多而气味重。外阴灼热发烫，时有瘙痒。阴道冲洗、塞药只能缓解一时，大多时间灼热难耐。虽然曾注射过宫颈病疫苗，但检查仍然发现宫颈 HPV 高危阳性。

体偏胖，面色红赤，心烦失眠，口苦咽干。手脚凉、经常小腹冷痛，腰酸，背部怕冷，经来有血块、色暗。饮食可，大便略干，小便黄。脉弦细，舌苔略黄。

辨证：厥阴热盛，热入血室，灼于下阴；兼见阳虚。

立法：清泻厥阴热邪，利少阳；兼而温阳。

拟方：龙胆泻肝汤合四逆散加黄连、黄柏、小茴、炒延胡索、肉桂、熟附子。

10 帖 20 天。

复诊：白带已干净，阴部发热发烫好转；小腹冷痛、腰背怕冷好转。

后又经过继续调治用方半年，诸症痊愈，再检查显示：宫颈 HPV 转阴性。

按语：其实临床中这样的患者很多，开始妇科炎症反反复复不愈，后来形成阴痒阴热，曾有患者说，阴部发热，感觉就像冒热气。

这是厥阴热盛，热入于血室，入于少阳胆经。因为肝胆经相表里，如果热不入营分不会热而发烫，热不入少阳不会心烦口苦。此患者最矛盾的是，大热同时兼有阳虚，怕冷、小腹凉。治疗以六经立法，清热同时佐温阳。

热在三阳易除，热在三阴难去，所以此病容易反复发作。热久多入血分，热久易于化毒。西医学认为 HPV 是一种病毒，其实在中医看来就是邪热化毒，热除毒可消。

龙胆泻肝汤虽然不是仲景方，但是根据本人经方临证经验，此方祛肝胆之热，治阴肿阴热多有疗效。所以用龙胆泻肝汤祛除厥阴热，四逆散解郁疏肝胆，散邪气。但根据病情，此方必加温阳之药才能完善立法，否则难以兼顾。此病例足可见仲景温肾阳之临证活用，六经佐温法更能为学习六经辨证集思广益。

◆六经佐温法——痔疮案例

对于有些湿热较重而兼阳虚、缠绵难愈的患者，如果辨证不明，只是清热利湿，不但疾病不愈，反而会造成患者肾阳大虚。尽管湿热较重，但治疗必有权衡，当湿热之人兼阳虚证候出现，可参考用仲景温肾阳——六经佐温法。

2014 年 8 月，我诊一严重痔疮患者，37 岁，职业是驾驶员。患有痔疮 5 年，便后出血，经常发作。近半年来肛门常常有便意，但走进厕所又无大便可拉。

最主要的痛苦是肛门坠胀、灼热、疼痛，有一种火辣辣刺痛的感觉，久治不愈。每次大便后 1～2 个小时，自觉肛门潮湿感，并且肛门热、烫、刺痛更加严重，步行或坐着开车皆刺痛难忍。病情严重时不能坐，只能趴在床上，整个人坐卧不宁，不能工作，当驾驶员不能开车，十分痛苦。患者因恐惧手术而求诊中医。

刻诊见他体胖、面部油亮，常口苦口臭，大便黏腻，常排不尽，小便黄；舌苔黄而厚腻，脉沉而细。虽时值炎热酷暑，但觉腰部凉、腰痛，每遇受凉坐骨神经疼痛就发作。

患者自诉：曾经他医治疗 3 个月，服用了 20 多帖清热除湿的寒凉性中药后，痔疮虽然稍有减轻，但腰痛更加严重，双腿更加怕冷。

这是阳明大肠湿热日久，下注肛门，引起痔疮疼痛，肛周热烫、刺痛无比。但根据腰腿怕冷及脉象沉细，我断他这是湿热盛而兼阳虚。经他医过用寒凉后而阳虚加重。在临证中我们必须要知道，湿热可以阻遏阳气，也可与阳虚同时存在。

立法应当在清湿热同时而佐以温阳。

诊后拟方：甘草泻心汤合四逆汤加大黄、芒硝、黄柏。

生甘草 20g，黄连 8g，黄芩 12g，清半夏 12g，党参 12g，干姜 10g，大黄 6g，黄柏 10g，熟附片 12g，红枣 5 枚，芒硝 10g（隔日一顿，冲服）。

15 帖 15 天，水煎服。

什么叫效如桴鼓？如果患者是剧烈严重的急性疼痛，服药后疼痛立止，是效如桴鼓。如果对于一个已患多年的慢性疾病，服药半个月所有症状基本痊愈，这也是一种效如桴鼓。

这个患者 15 帖药服后，所有症状基本缓解，患者笑逐颜开，还专程来致谢。

第五大法——实脾土

实脾土之法，是仲景固护后天，续命长生的重要一法。实脾土法的主要功用是护中求本，理血安妄，久虚回填。

太阴脾土，乃后天之本。所谓的后天之本，就是人在世上，生命存在，脾胃吸收水谷能量，是维系生命存在的根本。若太阴脾土功能强盛，则健康少病，正气充足，抗邪有力，年过其时而体魄缓衰。太阴虚弱之人则脾胃常病，脾胃常病者，一是易百病丛生，二是易病而难愈。

因此，仲景实脾土之大法，被后世医家普遍重视且多有发扬。如宋代许叔微说："肾是一身之根柢，脾胃乃生死之所系。"金元时代李东垣说："人出生之后，气的先天源头已终止，其唯一来源则在后天脾胃。"

实脾土歌诀：

> 太阴不足百病生，
>
> 谷气精华难运行；
>
> 手足二阴常常病，
>
> 诸般血证易发生；

皮毛不润肌肉萎，

实脾之法当先行；

虚恙顽疾根不断，

仲景实脾法颇灵；

丹药金石修长寿，

脾土不足难长生！

1. 太阴不足百病生

六经辨证，脾为太阴。脾胃能消化，能吸收，是一个人健康的重要保障。脾胃相连，脾常虚之人，胃亦常病，脾胃不足，抗邪无力，这是内在虚弱所引起。

妇女脾虚，白带病多，血证易发；儿童脾虚形瘦疳积，发育不良；老人脾虚病而难医；壮年人脾虚常患下利及湿病难愈。人体易于生病，不耐劳累，百病丛生常关乎脾。

2. 谷气精华难运行

人的五脏六腑、四肢百骸所需能量营养，皆由脾运转化，又叫脾能行津。脾主中焦之气，此气是由水谷精华所化生。这种后天之气极其宝贵重要，五谷为养，谷气以养全身；所化生营卫气以协调抗邪、颐养周身、统摄血脉。观当今世人，饮食不当者多。如过食甘肥荤腻，或常吃生凉冷食，或饮食饥饱无律，或食物精细，缺乏五谷原粮；或因起居无常等，这都能造成中伤脾土，令脾虚不运，造成谷气精华、营养能量不能正常化生转运而以供人体之需要。

3. 手足二阴常常病

足太阴系脾，五行属土，手太阴为肺，五行属金。脾主中气上升，同时载精微物质运行，脾土生肺金，助肺气，脾虚者肺常虚、虚则必常病。看仲景甘草干姜汤我们就明白，这两味药物为何能组成一方。大剂量炙甘草大补肺脾，干姜大温脾肺，化脾肺寒饮，驱除肺脾寒气。二药相配，肺脾同治，温脾阳以养肺脏，补肺气以实脾土，此功效非凡尘可及，因此又叫"二仙汤"。

◆ **实脾土——急性哮喘案例**

吴某，女，48 岁，2019 年 10 月 11 日来诊。

主诉：哮喘急性发作。

病史：患支气管哮喘十多年，常于受风凉或感冒时发作。每次急性发作时呼吸困难，张口抬肩，胸闷气短，虚汗淋漓。需拨打"120"入院急救。

刻诊：因受凉今哮喘急性发作。喘促气急，呼吸困难，面色白冷汗，趴在诊桌回答问诊。舌淡苔白，脉急促。

辨证：太阴久虚，寒饮内停。

用方：甘草干姜汤。

炙甘草 60g，干姜 30g。

1 帖，快煎快服。

服药 1 小时左右哮喘渐平，呼吸渐畅。

按语：本案是我用大剂量甘草干姜汤，急治顽固性支气管哮喘急性发作的一个案例。患者是我门诊部一护士的姑妈，慕名来诊，住在侄女家。今受凉突发严重哮喘，甘草干姜汤急煎快投，哮喘立刻缓解。侄女说没有想到中医也可以急诊，这是唯一发作没有打"120"急诊的一次。

甘草干姜汤治疗哮喘急性发作，为何能收如此好疗效？此方仲景原文说治疗误汗伤阳，烦躁、吐涎沫、手足冷。但我认为此方关键要从组方立法进行解读，太阴不足、脾肺两虚是此方立法的基础。

脾肺常虚常寒，必生痰饮，气必不足。外感郁闭气机，扰动痰饮是哮喘发作主要病机。此方虽药只两味，但量大力专，益气涤痰，温里化饮，治太阴虚冷是此方的意义所在。

我们常说以方测证，此也叫以方测脏腑。脾常虚以知肺虚，肺常病可知脾病。仲景实脾土之法，有时必要与温肺同用，让临床疗效提升。

4. 诸般血证易发生

血证，指的是出血性疾病。如妇女崩漏出血，皮下出血，口鼻衄血，大小便出血，吐血等。若虚证出血，必从脾治。

太阴脾土，可统治、摄纳一身之血。脾津不虚，脾气不亏，血行正道，不致妄行，即使出血可立止。若太阴脾虚，气不能摄血，血行离散，血不循经，就必然导致诸血证出血。

2001 年 7 月我曾经接诊一位 45 岁女患者，因为患子宫肌瘤，每次来月经崩漏不止。每次月经十多日不尽，出血量大，血色鲜红，有血块。但见她面色萎黄憔悴，嘴唇色白，说话有气无力，脉细缓，舌淡苔白。

从患者症状舌脉诊，这是太阴虚弱脾土不实，脾气大虚，不能统血而导致血液妄行。

患者曾寻求他医，用方多是止血剂，治而不效。这就说明单纯止血无济于事，此时必须用仲景实脾土之法。我用理中汤原方，把干姜改为炮姜。服药 5帖 5 天，崩漏出血戛然而止。

一位银行行长，时年 50 岁，患有肛门痔疮出血。有时便后出血呈喷射状鲜血，量多。用痔疮栓外用、口服药物后依然出血不止。

此人瘦高个儿，面色㿠白，脉虚无力。根据症状，我即断他：太阴脾虚，气不能摄血。

遂用甘草泻心汤，并加大人参用量，把生黄芩改为炒黄芩。7 帖药未服完便血已止。这亦是用仲景实脾土之意，显效。

◆ **实脾土——皮下出血案例**

张某，女，38 岁，广东佛山人，企业管理人员。2013 年 3 月 5 日初诊。

主诉：全身多发性紫癜（皮下出血）4 年。

病史：4 年前不明原因的疲劳乏力，有一次下班时间，从椅子上站起来后突然晕倒。送医后经医院化验报告显示：血小板只有 5 个单位。全身常不明原因皮下出血，发青发紫。

刻诊：全身多发性皮下瘀斑，面色苍黄，唇色淡白。腹部隐痛，心慌心悸，说话无气力，四肢怕冷，食纳可，小便黄，大便偏稀黏腻，有排不尽感。脉细弱，舌体胖，苔黄腻。眼睑色白。医院治疗给予激素及补铁剂；断续看了3年中医，主要是补气生血治疗，但久治未愈。

六经辨证：太阴久虚，脾胃蕴热。

方药：桂枝加芍药汤合三黄泻心汤加炙黄芪。

桂枝30g，生白芍60g，炙甘草20g，大黄炭15g，黄连12g，炒黄芩30g，炙黄芪40g，生姜30g，红枣12枚。

6帖12天。水煎服，日两汤。

2013年3月20日复诊：皮下青紫瘀斑几乎不见，面色略好转，精神好转，心慌心悸仍在。复查报告显示：血小板上升至9个单位。

方药：桂枝加芍药汤合三黄泻心汤加炙黄芪、生晒参、麦冬。

桂枝30g，生白芍60g，炙甘草20g，大黄炭10g，黄连12g，炒黄芩30g，炙黄芪40g，生晒参25g，麦冬30g，生姜30g，红枣12枚。

5帖10天。水煎服，日两汤。

后经继续调治2月余，皮下出血痊愈，血小板升至正常值。

按语：所谓血小板减少导致的皮下出血，中医叫血证。西医学直接升高血小板的方法用了很多，但是此患者都反复难愈。以六经辨证来看，她的主要问题还是在太阴不足而兼有热。

张仲景原文述："本太阳病，医反下之，因而腹满时痛者，属太阴，桂枝加芍药汤主之……"这个患者面色苍黄，乏力，时有腹部隐痛，大便稀，这是太阴之虚。按照条文说医反下之，腹满时痛。什么叫医反下之？不一定就是单指医误腹泻，也可能是过度劳累，也可能是出汗多，也可能是饮食不当损伤了脾胃。这些都可能导致太阴脾虚脾病。

当脾津不足，脾气受损，就会造成脾虚不能统摄血液，血不循常道，从而发生皮下出血、血小板减少。

六经辨证治疗不是单纯提升血小板，仲景实脾土之法是大法，可调理疾病本质，涵盖脏腑气血。根据此患者临床证候，桂枝加芍药汤列为主方，苔黄、小便黄、大便黏腻不尽是兼有热，因此合方三黄泻心汤。患病4年，久虚不复必损心气，导致心慌心悸。加黄芪、麦冬以养心气，又兼助太阴实脾土而摄血。

5. 皮毛不润肌肉萎

古代医家说手太阴肺主皮毛，足太阴脾主肌肉。太阴虚弱，脾无津液可行，既不能荣养皮毛，也不能丰满肌肉。

有的人是天生太阴不足脾土虚，形瘦气弱，常脾胃生病，常肺部受邪，受凉就咳。这种人必不能离开仲景实脾土之法。

我治疗过一个五十多岁，常犯咳嗽的患者，看上去形瘦体虚，稍受凉就咳嗽不止。他每次咳嗽病犯后总是找我治疗，我也一般是 3 帖药治愈。

但我见他皮毛枯槁，肌肉瘦削，知其太阴常虚，必用仲景实脾土之法以固根本才是全策。后我用理中汤、桂枝新加汤等调治半年有余，后来人也长肉，身形渐胖，感冒少发、咳嗽痊愈。

6. 实脾之法当先行

仲景实脾之法，为经方在临床立据行方、开扩思路提供了百助之功，医者当精研细究，必能收疗效于囊中。

实脾之法除了用于虚证，临床中对于水湿、痰饮、血证等，均当广开思路，首虑先行。

7. 虚羔顽疾根不断

前人讲：实证病好治，虚证病难医。虚证之人，最多见的就是脾虚、肾虚。但诸虚之中，是以太阴脾土虚者居多。

有些虚证顽疾，见效易而断根难，诸般治疗，定要考虑仲景实脾土之大法。

8. 仲景实脾法颇灵

我们看看仲景对于虚证立法就知道：治疗久虚不复、虚劳病的薯蓣丸；治疗肺痿肺寒吐涎沫的甘草干姜汤；治疗胸上有寒的理中汤；治疗中虚气滞腹胀满、呕逆的厚朴生姜半夏甘草人参汤；治疗太阳病邪陷里虚的桂枝加芍药汤等……无一不是从太阴虚、实脾土而立法。

实脾之法若运用得当，可取效大捷，如此看来学习仲景六经辨证的大格局，确有拆天补地之功。所以医者临证，须会仲景意，知仲景法，这是临证必修。

9. 丹药金石修长寿

历朝历代，有许多的帝王、道家、术士，竭尽思虑寻求长寿之道，大炼金石丹药，以图增寿延年。传说中淮南王刘安在八公山下，聚仙人术士，造炉炼丹，无意间点出美味豆腐。

以修道寻丹命名的方药如今仍在沿用，如益精气的正一丹，舒肝理脾的逍遥丸，拔毒生肌的九一丹等。

修道者实多益，但常人寻长寿之法，岂知凡肉之身要想健康延年，终离不开仲景大道，六法之中要护后天根本。

10. 脾土不足难长生

对于脾土不足，若医家没有足够认识，枉多少疾病久治不愈。太阴脾虚看似小病无碍，岂知久耗必损于无补，就怕哪一天大气突败，回天乏术，尽用诸法也难以长生。

在临床中我经常遇到有些患者，起初只是小疾轻证，经过反复的误治，最终变成正气衰败，寒热并存，虚实兼有，病情如乱丝无头。到处求医，耗尽精力钱财，病不见效，痛苦万分。

2015 年在我举办的"六经辨证学习班"中，有一李姓男学员三十多岁，颈椎酸痛、头痛、眼胀、口苦口干、咽喉痛、口腔溃疡、胃胀打嗝、肠胀气、腹部隐痛、手足多汗、手脚怕冷、后背怕风、夏天不敢见空调冷风、常感冒、不发烧、易生气、多梦易醒、大便细条、解不尽、黏腻、小便经常尿不出、尿无力等。

他说几年来多处求医问药，病不能愈，在痛苦中挣扎。观其体貌，形瘦，面色晦暗，表情焦虑，一副缺乏精气神的样子，没有一点青壮年人该有的形态。

患者自述早几年只是胃胀，食欲不佳，打嗝嗳气，胃脘隐痛，经过多处治疗，病不但没治好，反而难受的症状越来越多，令其痛苦不堪。甚至产生了轻生的念头，常常感叹为何天下就没有能治疗自己疾病的地方？

对于脏无他病的患者，始以太阴脾土虚弱，被医者辨证不明，错误治疗，日久病不得愈而又滋生他病，甚则几经同病，治成证候复杂，那确实是很大遗憾。

这个患者证候多，虚实杂，寒热胶着日久，用方要仔细斟酌，不受大补，不宜大泄，不受过寒，不宜过热。这个时候，医者要有驾驭疾病全局的能力，要能够在千头万绪中抽丝剥茧，抓住主题，稳住阵脚。以太阴枢纽，启动中焦，和谐三阳，拿捏寒热，方可收满意疗效。

为他用方是以三方姜连汤为基础，去掉麻黄，加麦冬、五味子、肉桂。10帖10天。药未服完即来电：太谢谢蔡老师了，我这几年来都没有过这么舒服的睡眠，没有这么爽的大便，也没有感觉这么全身轻松。闻听此言我心有慰藉，想想医学是治病救人的，恩泽于仲景六经学说，实不得半点虚讹，吾辈当学仲景悲悯之心，并遵勤求古训，博采众方而不懈钻研。

因脾土不实，大气突败，不治而死之人，亦大有人在。我曾诊一名65岁老汉，不烟不酒。平时略脾胃不好，近期因轻微咳嗽入院检查，确诊肺癌，报告单显示病情严重，已经不具手术价值，遂求诊中医。

听他说话声音虽响，但已是话尾余音不足，这种声音又叫作：有前无后。这是太阴脾土大衰，大气内陷的典型表现。因为肺与脾同属太阴，人的语言发音，肺主前调，脾主后音。脾土不实，大气突败，若再身患重疾，必多夭寿。

诊罢让患者门外等候，我与他的家人私语，间接告知此病已难医，要有最坏的思想准备。结果如我所料，两个月后患者离世。

此病为何病来如此之快？冰冻三尺，不是一日之寒。这叫"慢耗太阴"，脾土虚弱日久，大气渐耗，大厦之倾就在一时。

第六大法——营卫调和

营卫调和法是仲景治病六大法中又一重要大法，是后人学习《伤寒论》的经典必修，也是医者临证必须深刻领会，并要熟练掌握的六法之一。

营卫调和法的主要功用是和谐表里，荣养肌腠，濡润官窍。

那么何为营卫调和？从概念上讲，是指以纠正营卫失和，平衡阴阳气血，恢复人体正气抗邪于外，或者使正气从里而托邪外出，从而康复疾病的一种方法。

医者在调和营卫大法的运用中，首先必须要了解营卫的本质是什么，要明白营卫处于人体的何部何位，以及营卫气化调和的生理过程。

1. 营卫的本质

仲景在原文第53条中说："荣行脉中，卫行脉外……"荣卫的"荣"字，又通于"营"，后世医家习惯于称之为"营卫"。

营——可以理解为营养、营血、营阴，因此古代医家说：营为有形之血。这是人体在吸收各种能量后，所转化而成的一种营养精华物质。常以有形液态的形式存在于脏腑、脉道、肌肤及骨骼之中。发挥着营养机体、濡润全身、维系生命本能的作用。营的实质，若按照西医学观察理解，相当于是以血液为主的各种人体体液。

卫——是人体具有推动、充盈、防御作用的一种摸不着、看不见而又实际存在的气，通常又称为"卫气"。人体的先天之精气、后天之谷气是卫气产生的基础。卫气又依附于有形之血，所以古人有"血为气之母"的说法。

如《灵枢·营卫生会》曰："人受气于谷，谷入于胃，以传于肺，五脏六腑，皆以受气，其清者为营，浊者为卫，营在脉中，卫在脉外……"此经文明确叙述了营卫的产生与运行。

仲景充分了解营卫的本质，所以在六大法中十分重视调和营卫在治疗疾病中的重要性。营卫二气虽然有各自的生理功能与作用，但二者相互依存，而不是孤立存在。是以协调互用，相辅相成，周流平衡而维系人体生命健康。

小的营卫和谐，是在正气驱邪后、一定时间段的舒适状态；大的营卫和谐，是脏腑的和谐，是气血的和谐，是阴阳的和谐，是表里的和谐。

2. 营卫的部位

六经是运行营卫和传变疾病的通道，营卫二气是广泛存在于人体六经的。但由营卫失调所导致的疾病，则有在表或者在里的不同。

从生理上讲，营与卫，又各司其职，有不同作用。仲景说"卫行脉外"，是指"卫"是以气的形式，游离循行于脉道之外。意思是游离循行于脉道之外的卫气，主要是以防御外邪、护卫机体为用。其实卫气的充盈，是广泛存在于全身脏腑、经脉。从功能上讲，无形卫气常依附于有形之血同行、同荣、同养。

那么，仲景说的"荣行脉中"，是不是营只存在于人体脉道之中呢？当然不是。营是以人体血液为主的体液精华，如西医学说的血液、淋巴亦包括濡润关节、孔窍的一系列营养体液。

营血是运行于人体脉道之中，营则是广泛分布于六经之中。只有营卫调和，协调运行，才能充盈机体，生发正气，抵抗邪气。以营卫的协调来荣养人体脏腑，修复损毁；和谐表里，推陈出新。

如果营卫失和于外，多会造成各类外证疼痛、皮肤疾病以及外部疮疖、囊肿、某些外在器官发育不良等。

2018年12月，我接诊1例全身性牛皮癣患者，女，45岁，职业是教师。患牛皮癣多年，反复发作，久治不愈。

刻诊：四肢及腹部、背部、两胁下，多发性大小不等的脱屑斑块，皮损呈圆形、椭圆形或不规则形。皮损瘙痒、干燥、色淡白，抓挠即大量脱屑掉皮。

患者饮食、睡眠、二便等均无异常，就是肢体稍有怕冷怕风，见风皮肤脱屑瘙痒加重。

我经诊断后认为，这是典型的表虚恶风，长期营卫失调。

用方是桂枝加葛汤合方玉屏风散，加当归、细辛。每天一帖，每次开 10 天药，1 个多月后瘙痒止，牛皮癣消退，皮肤恢复光滑如常。

这种患者是太阳表虚，常有风邪表证携带在身，时间长了，邪气蕴结于肌肤之间，皮毛之下。致使营卫二气不能周布肌肤，濡养皮毛，因此而发生皮损脱屑瘙痒之皮肤病。

这个患者从营卫失调的部位来讲，其病在表，无里证。立法用方较为单纯，以桂枝加葛根汤加味，解表祛风调和营卫，获得如此良好疗效，也再次说明，仲景调和营卫之法临证实用，于简洁轻灵中可收效神奇。

几个月后，上述患者又介绍了一位牛皮癣患者。但此患者病机复杂，证候表现则大不相同。

患者女，50 多岁，患牛皮癣多年。形稍胖，面有热色。牛皮癣主要分布在腰间、大腿及双下肢。皮损处红肿瘙痒，皮损面积大而连片。瘙痒难忍，抓之掉皮。越抓越痒，过度抓挠后，患处疼痛伴少量渗出。

头皮有瘙痒脱屑，掉头发。颈肩不适，腹部胀，有胃酸。口干口渴，喜饮水。大便黏腻，有痔疮，小便黄。脉弦略数，舌两边红，苔白腻。

根据患者一系列证候诊断这是一个表邪化里热，三阳合病热入血室，伤于营分的疾病。也就是三阳热病热伤营分，久之热邪外溢引起的牛皮癣。

一诊用方：葛根汤、白虎汤、除湿汤三个方相合。

此患者共治疗了三四个月，治疗中病情反复，牛皮癣瘙痒发红时重时轻，疗效时好时差。

在后来的处方中，也常用柴胡芒硝汤加生地黄。经过反复调方治疗，牛皮癣终于痊愈。

两个同样都是牛皮癣，一个是伤于卫分，一个是伤于营分。这就体现出二者虽然病位的损害都在皮肤，六经营卫的病机、邪气的部位深浅则各有不同。偏于卫分者，其病在表，治愈较快；偏于营分者，邪气纵深，甚至是多经同病，缠绵难愈。可见仲景营卫调和大法，绝非是只言桂枝解表而已。

3. 营卫气化过程

在六经辨证之中，营卫与六经的分布关系是，三阳主外，以卫气充盈为主，故三阳病多热；三阴主内，以营阴濡润为主，故三阴病多寒。

人体的卫气与营阴相合，就是水谷精气与元气、清气相合，也是阴性与阳性两种物质的相合，因此也可叫作"二气相合"。营卫相合化生二气，二气交感，必化生能量无限。这种能量，也是人体生命所需的物质基础。

人体生长与发育过程中，精气神的产生，皆有赖于营卫的供养。营卫充斥于全身内外表里，那么营卫是在什么状态下完成的主要气化过程呢？从古人论述，到实践观察，大多是在人体静息（睡眠）时，完成气化交感的过程。

如《灵枢·营卫生会》论述："日中而阳陇，日西而阳衰，日入阳尽而阴受气矣。夜半而大会，万民皆卧，命曰合阴……"这段经文意思是，中午是行于阳分的阳气最隆盛的时候，从太阳西斜开始，行于阳分之气就逐渐衰减。到日落时，则行于阳分之气已尽，而阴分开始受气，阴气继起。在半夜的时候，阴阳之气相会合，此时人们均已入睡，称为"合阴"。所谓"合阴"即是气化交感的过程。

人在睡眠中，有营卫气化祛病的作用，也有营卫失调疾病袭来的作用。比如人体常常会有如此体验：一个健康之人，经过一夜或多夜睡眠，第二天醒来会突有疾病发生。除一些突发性疼痛，临床还可见于许多内、外、妇科疾病。也有些疾病通过一夜或者多夜睡眠，第二天突觉疾病减轻或者康复，如释重负。这都是营卫气化所产生的结果。

营卫失调或者营卫气化功能不足，又是某些疾病发展变化的关键因素。只要纠正了营卫失调或增强了营卫功能，疾病就可逐渐趋向好转。如忽视了调和营卫功能，疾病就会逐渐转向纵深。

营卫之气与六经随行，营卫气化，也就是六经的气化，但是，六经离开营卫则不能气化，营卫离开六经则无以发生。这是我们必须要明白的六经与营卫的关系。

2002年冬天，我曾经治疗一位70多岁、半身不遂的老年男性患者，形瘦肢冷，平时恶风，颈腰椎不适，常易外感。

患者的发病是在一天凌晨，他从睡眠中醒来，突然感觉不能讲话，一条腿与一只手动弹不得。想呼喊睡在另一头的老伴，嘴却不能讲话，发不出声音。

他只能用另外一只能动的腿把老伴蹬醒，老伴见情况不妙，立即打电话叫救护车。送医后诊断为脑血栓引起半身不遂，并伴口眼歪斜。经过住院治疗症状减轻，但仍有半身不遂、行动不便，遂求诊中医。

我用葛根汤合方黄芪桂枝五物汤加味，调治数月后，患者肢体行动有所好转。

半身不遂，中医常规的辨证认为是血瘀、气虚、阳热上亢等病因病机所致。根据这个患者的发病时间及症状，从六经辨证角度来看，主要有两大原因：一是营卫虚弱；二是六经气化不足。

六经之气行走在经道，营卫虚弱之人，经中常常缺血缺气。人有生命存在，就要消耗营卫气血，白昼消耗的气血，很大一部分要通过夜晚营卫的气化来补充。当夜间正是营卫进入需要气化更新、再充盈的过程，但此时却营卫不够，气化不足，无力供养，因此必然经道灌输不满，导致经气竭乏而肢体麻木不仁甚至瘫痪不用或伴口眼歪斜，所以此病若是在夜间发作，这就是营卫气化不足，疾病袭来的结果。

临证中我们还要结合营卫气化愈病的过程来因势利导，实现促进疗效的作用。例如虚性的咳嗽长期不愈，也是要尽快把营卫调和，并要注重引导营卫气化的过程，来实现快速愈病。

一位中年女性患者，45岁，咳嗽3个月，久治不愈。3个月前因为感冒引起咳嗽，呈阵发性。口服药、输液治疗感冒愈而咳嗽不愈。刻下是遇风就咳，受凉就咳。有时咳嗽起来憋得头脸发红，胸胁疼痛。有少量白痰，气短乏力，身体怕冷，手脚凉。脉细缓，二便可。

这种久治不愈的咳嗽是胸阳不足，营卫小虚，肺寒缺乏温度能量来气化，胸中的营卫、肺中的营养始终得不到还原。

医者诊断疾病主要在于能见病知源，仲景的营卫调和大法可为临床丰富思路。这个患者我用小青龙汤加麦冬、生晒参、炙百部。方子开了3帖3天，处方开好后，患者可能是咳得太痛苦，求医心切，反复询问几天能够治好。我被她问得不耐烦，随口答道：药吃完就好。

我让患者把服药时间放在下午、晚上，每天两顿服。3天后患者来复诊，我听见她在排队候诊的时间与其他患者聊天说，这个医生真是神了，我咳嗽治疗很久没有治好，在他这里开了药，我问什么时间能治好，这个医生说3剂吃完就好，结果药吃完就真的好了，想不到中医还有这么好的疗效。

营卫的气化运转主要在夜间，有些疾病来病也是夜间，愈疾也是在夜间。小青龙汤本来也是个调和营卫的好方子，可以用于外束风寒，内停水饮引起的肺寒咳嗽。但是久咳必肺燥，肺缺津液，营卫难以周转。方子中加入麦冬生津，生晒参益肺气，炙百部润燥。方药的引导使太阳与太阴经气相合，营卫气化增强，这样可以到达增强疗效的目的。

4. 大营卫与小营卫

在仲景《伤寒论》中，虽然没有明确指出营卫失调在程度上的划分，但是在仲景理论临证实践中，已经体现出对六经营卫强弱、大小的区别对待。三阳合病的理论多指导辨治实证，仲景治病六大法之营卫调和理论，则常指导虚证辨治。根据六经常态下营卫的强弱，六经为病时营卫失调的不同程度，我提出"大营卫"与"小营卫"之说，这样对于六经病的辨治用方则更加思路明晰。

大营卫——生活中的常人，营卫有强弱之分。营卫大虚之人，通常是不耐疲劳，不耐饥饿，稍受风着凉则外感咳嗽，鼻流清涕；感邪后邪气易于携带、易于积累；邪气易于入里、易于化为坏病。或身患重症顽疾，营卫被耗而大虚。

大的营卫失调之人由于正气已大虚，病邪已由浅入深。常表现为几经合病，或者过经坏病。临证可见于虚证兼邪实，或久虚、大虚难复之人。治疗用方也是需几方相合，或随证治之。但都需要大护营卫、顾护正气。

小营卫——营卫小虚之人，抗邪尚可，偶受外感邪气，邪难纵深。既患病服药，也效多灵敏。

比如当一个单纯的太阳中风、鼻鸣流涕、自汗出、脉浮缓的桂枝汤证出现，或者一个太阳伤寒、发热恶寒、体痛呕逆、脉浮而紧的麻黄汤证出现，这就是一个机体小范围的营卫失和，又叫小营卫。小的营卫失和，方子与证候皆单纯，邪气易解，立法用方万不可复杂。

小营卫的失和多是表浅的、短暂的，治疗效果常是显著的。若小营卫失治、误治，邪气易走向纵深，可转为病机复杂。

如仲景在原文第 54 条中说："患者脏无他病，时发热自汗出而不愈者，此卫气不和也，先其时发汗则愈，宜桂枝汤。"

所谓的脏无他病，也就是里无大虚大实的邪气、脏腑健康无病。那么患者为什么又会"时发热、自汗出呢"？这是因为营卫小虚、卫气不和的原因。营卫小虚，病因单纯，用药就不能小题大做，浪费资源。否则不仅会犯舍近求远，还会犯人为造病的错误，也就是医误所产生的疾病。

◆营卫小虚——低热案例

营卫小虚引起的时发热、自汗出，此时仲景营卫调和之法正好派上用场，一个单纯的桂枝汤就能解决问题。

2020 年初，新冠病毒疫情肆虐期间，一位经常找我看病的熟悉患者打来求诊电话，说自己父亲住院手术，母亲万分焦急前往医院探病，但是医院设立的测体温点测出她母亲发低烧，体温 37.3℃，被拒绝进入医院探病。老夫妻一辈子感情好，想要探病心切，加之疫情当前也不放心，因此就赶紧电话求医于我。

我经过电话问诊得知，她母亲 70 多岁，平时身体状况较好，除有点血压高外，无有他病。我认为这正如仲景所说，属于"脏无他病，时发热"之营卫不和。

我立马为她母亲开出桂枝汤 3 帖。

桂枝 20g，白芍 20g，炙甘草 15g，生姜 20g，红枣 7 枚。

3 帖 3 天，水煎服，日两顿。

每天 1 帖，两帖药服完，再测量体温已恢复正常，而后才得以顺利进入医院探望老伴。

这就是营卫小虚之人，病邪在表而无里证，辨证清楚就不要小题大做，仲景六大法之营卫调和之法，实可为临证建功。

大的营卫失调，多是邪气纵深，病机复杂，或伴有六经多病，久难康复。临床多见于多种原因引起的久病、虚劳病、肿瘤后期营卫大耗的恶病质、肿瘤放化疗带来的正气大伤等。

对于这样患者的治疗，以仲景六经辨证为指导，结合六大法之营卫调和之法，可为此类疑难病症增添疗效，带来转机。

◆ **营卫大虚——虚劳病案例**

中医讲的虚劳病，按照现代医学来说，是指免疫功能低下，造血功能障碍，代谢紊乱，营养缺乏，器官系统功能衰退等一系列问题。

其实虚劳病用一句话概括，就是大营卫失调，是由多种原因引起的阴阳气血不足、脏腑元气亏虚、正气大衰的病症。六经辨证的理解是营卫长期失调，三阳虚弱、经气衰败，三阴不足、气血大虚，所带来的一系列病理损害。

汪某，女，28岁，已婚，2014年12月5日来诊。

主诉：闭经2年余，消瘦乏力伴不定期低烧。

病史：青春期之前曾常患贫血。23岁结婚孕产一胎后，常月经不调，有时闭经几个月，有时淋沥不尽。几年来身体消瘦、乏力，食欲不振。医院检查显示：慢性营养不良，胃炎、胃下垂，右肾囊肿，子宫下垂，雌激素低下，贫血，内分泌紊乱，等等。

刻诊：闭经2两年，形体消瘦，面容枯槁，毛发稀疏。面色、唇色苍白，每天晚间低烧。四肢无力，精神萎靡。没有食欲，食后胃胀打嗝，胃脘下常有一硬物梗阻，时隐时现。口干略苦，咽喉不适。怕冷恶风，双手关节疼痛。厌房事。大便量少、黏腻，小便黄。

脉细弱，舌红、体瘦小，苔薄白。

辨证：营卫大虚，六经气弱。

方一：小柴胡汤合四逆汤。8帖8天。

方二：薯蓣丸（汤剂）。10帖10天。

两方交替服药。经过几次复诊，共调治3月余，诸症改善，体重增加6

斤。后来此患者一家专程登门表达了万般谢意。

按语：这个患者虚损的状态及程度，用语言难以详细描述，如果见到患者本人，会对视觉有更大冲击。患者曾多方求医问药，亦有医者开出大滋大补的方药，但是最终均无功而返。

此患者虽然病情久、症状多，但要抓住一点，就是以营卫大虚为主。久虚正气大衰，六经之气必然不足。28岁女子也是正值靓丽美好的年华，应该气血旺盛，月经规律，面容姣好。但由于全身营卫大虚，不能荣养身体，这就叫大河无水，小河必干，因此月经久闭不来。

古代医家有言：久虚不复者为劳。患者的病情已经发展成虚劳，除了闭经，身体还有发生虚脱、休克的可能。久虚者气无托举则脏器下垂，久虚者弱阳浮越于外而发低热。

治疗这种营卫大虚之人，万不可用峻猛补药，以免壮火实气，应该边治边养。方一用小柴胡汤合方四逆汤，意在复杂的证候中找到切入点，脾胃既易于承受，而且相当于能在千军万马中突围开一个缺口。仲景笔下小柴胡汤可治疗多种发热，仲景言服小柴胡汤可使"上焦得通，津液得下，胃气因和"。因此我们看仲景给小柴胡汤拟定的条文就知道，此方就是为虚证中带着邪气，证候复杂的三阳虚证、营卫不和的患者而设。

小柴胡汤合方四逆汤，意在和谐营卫的同时慢养阳气。因为营卫气化的本质是离不开阳气温养的。但是这样合方需要注意的是，两个方子用量主次的把握。应该以小柴胡汤为主，四逆汤的用量不能大，也不能超过小柴胡汤用量。

后天脾胃、先天天癸，是营卫发生的源头，两方相合可建温养六经营卫、和谐表里、生发正气之功。

还有一点必须注意，因营卫大虚之人，亦类似于仲景所说的"失精家""亡血家"。遣方组药不可滥用麻黄等发散药，以防亡津伤血耗气。

方二所用薯蓣丸，是一个调理营卫大虚的好方子，仲景在《金匮要略·血痹虚劳脉证并治》篇中说："虚劳诸不足，风气百病，薯蓣丸主之。"

方一小柴胡合四逆汤，是和解温阳法以调和营卫。作为方二的薯蓣丸则是慢补其虚、慢养脾胃以达增长体魄、再生血肉的目的。

当人体血虚肉萎，体质大虚之时，必无以承载营卫。那么治疗后所生之营卫，由于体质虚弱则无处存蓄。只有形体渐丰，血肉渐长，患者的体质才能完全恢复。此方一与方二两方交替而用，则相应相合，优势互助，才能为这种营卫大虚之人获效日久。

◆营卫久虚失和——顽固性皮肤病皮疹瘙痒案例

2020年6月，我在门诊接诊了一位特殊的患者，为何说特殊呢？这是我从医生涯中遇到的第一个政府下令遍寻良医、不惜代价，一定要把他治好的患者。因为此患者作为政府领导，不仅是当地几十年来改革开放的领军人物，也是为当地经济发展与城市建设做出特殊、重大贡献的人物。

患者宣某，男，是七十多岁的老者，形瘦，面色较暗，患全身性、顽固性皮疹，瘙痒异常、痛苦不堪三十年余。

刻诊：前胸后背、颈部及四肢皮疹稀疏，全身分布不均，伴瘙痒难耐，皮肤干燥。瘙痒夜晚加重，遇冷遇热加重。皮损处见干性红疹及抓痕，抓后有时会有极少量血丝或渗液。长期颈椎病史，有时头晕、疲劳感明显。时有胃脘不适，少量胃酸。出汗少，睡眠差，二便可。脉浮而弦，舌红苔略腻。

自诉多年来遍求各地名医及皮肤病专家，病始终不得愈。更为遗憾的是，诸多医院亦没有对他皮肤病有个明确诊断。有的专家说是湿疹，有的说是皮炎，有的说是过敏，等等，莫衷一是。西医治疗用过各种激素以及抗炎、抗过敏等药物。中医治疗服过各类清热除湿、祛风止痒方药，亦有多种虫类药，如全蝎、蜈蚣、乌梢蛇等。

有一次听人介绍深圳某皮肤病专家，去求医取药都是虫类药居多，结果服罢"专家"开的祛风止痒虫类药后，导致面肿，四肢浮肿，皮疹瘙痒无效。多年的服药经历已让他脾胃不堪重负，有时胃疼胃胀而恐惧吃药，惧怕治疗。

当我诊后提笔为他开药时，他礼貌地告知，要我千万注意护他的胃，以免像许多医生那样让他服药后脾胃难受，治疗无法进行。有些医生开的药只服了几顿，剩下大量的药全部都扔掉了。我嘱其放心，我的药会与众不同，首先是脾胃不会难受。

六经辨证：营卫久虚而长期失和，津血不足，化燥而生痒。

立法：主调营卫和谐二阳，兼护脾胃，养血润燥。

用方：柴胡桂枝汤加厚朴、黄连、干姜、当归、生地黄、防风。

7帖7天，水煎服，日服两汤。

复诊：一诊后瘙痒显著减轻，其他无不适。

疗效：共经过3次诊疗，均以柴胡桂枝汤加味，令患者想不到的是，奇迹出现了：几十年的干燥红疹及难忍的瘙痒竟彻彻底底地治愈了！皮损不见，皮肤光滑。患者开心至极，笑容满面。

按语：本案患者皮肤病瘙痒30年，可想而知有多么痛苦。但此病只是一个皮肤病皮疹瘙痒，为何诸多名医同仁一直未能解决他的问题？依我愚见，说到底还是对此病病机的判断有误。

疾病的治疗，一要把握辨证规律，二要审视病因病机。不是所有的疾病都可以见痛治痛，见痒治痒。

仲景治病六大法，无不在追求一个阴阳调和、营卫和谐的状态，阴阳自和也是人体的健康状态。营阴津血与卫气之间，二者不能相辅相和，可造成许多疾病的发生。但是，我多年的临床体会是，长期的营卫不和，与皮肤病的关联最大。

观此患者体貌，形体瘦、肌肤干瘪不润，加之年迈气弱，第一眼的印象就是营卫不荣之人。自然界六淫邪气无处不在，如果再常带表证入里化热消耗津液，则必然正气不足、营卫失和。

其实，许多皮肤痒疹只是长期营卫不和的表现形式之一。有的患者也可能表现为易外感或慢性鼻炎，有的也可能表现为疲劳乏力而恶风，有的也许表现为身体外证疼痛或肌肤麻木不仁。但对于这些症状，作为医者不应忽略，还要认识到营卫失调是它们的总病机。

痒疹的病位本身就在体表，脉浮而弦亦主表证；干痒为津液不荣；时有胃胀胃酸、食纳不佳是脾胃虚损而有热。治疗要一改常规的单纯祛风止痒、除湿止痒立法。用方也无需大量的祛风、除湿止痒药及一些虫类方药。

按照六经辨证，立法重在调和营卫。病虽日久疑难，若辨治得当，可建四两拨千斤之奇功。

因此提笔拟方：柴胡桂枝汤加厚朴、黄连、干姜、生地黄、当归、防风。

主方柴胡桂枝汤既是把握六经框架，也是仲景营卫调和大法辨治思路的体现。加厚朴、黄连、干姜乃和脾胃、促运化、调寒热、护中焦；生地黄、当归养血润燥；再入防风则共同构成润燥止痒，成为本方六经框架下增进疗效的靶点药之功用。

如果说仲景桂枝汤是调和营卫治体虚恶风邪的第一方，那么柴胡桂枝各半汤则是解决营卫久虚失和、带来诸般痛痒外证的第一方。

临床上葛根汤、桂枝麻黄各半汤、麻黄连翘赤小豆汤皆有治疗各种皮肤病风疹瘙疹的功效。但葛根汤所治之痒是太阳、阳明二阳表证邪气所郁肌肤之痒；桂枝麻黄各半汤所治之痒是当汗不汗或汗出不彻，邪气欲去又留之瘙痒；麻黄连翘赤小豆汤是治疗湿热化毒之痒。此营卫虚而长期失和之干燥少津皮疹瘙痒，非柴胡桂枝汤调和营卫莫属。

医遵仲景法，实可活人济世也。方子了了数味药，平淡无奇，既无惊涛骇浪，也无大起大落，但已在举重若轻时发挥了仲景法的疗效。令患者想不到的是，此三十年的顽疾竟被中医如此痊愈。

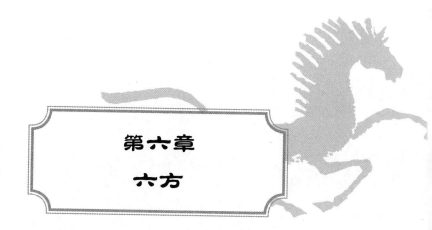

第六章

六方

所谓的六方，是指六经的六大类方子，用归纳概括的语言表达，我们又叫作"六方"。

本着临床实用、易于理解掌握为宗旨，六经各篇只论述治疗实用、用之即效的基本方、代表方。

六经是大法，方药是武器。就好比两军阵前，指挥官运筹帷幄制定攻守战略战术，但是用于打击、消灭敌人的，要依靠有力的武器。因此，方药是战胜疾病必不可少的武器。

六经是六大本能，也是人体得病的六大规律。既然六经为病有着不同的规律与不同的证候表现，那么每一经所对应的方药当然就有不同的功能主治。按照六经规律去掌握、运用这六大类方药，不但临床辨治的思路会清晰明了，而且治疗效果也会提升更快。

学习六经辨证入门，用方可按照六经大致分类：

太阳经麻黄、桂枝类方；

阳明经石膏、硝黄类方；

少阳经柴胡、黄芩类方；

太阴经芍药、干姜类方；

少阴经附子、细辛类方；

厥阴经吴萸、细辛类方。

六经入门的方药，只要熟悉、牢记每一经的几个主要方子，就能够临证不乱，治病有大的方向，就能够快速出疗效。

第一节 太阳篇——麻黄、桂枝类方

太阳篇所涉方药，主要是以发散表邪的麻黄、桂枝类方为主，其中使用率最高的就是桂枝汤及桂枝汤的延伸方。

学习六经辨证，可按照由浅入深、执简驭繁的方法进行。太阳篇上，先主要熟悉麻桂类四个方的运用：麻黄汤、桂枝汤、小青龙汤、大青龙汤，即可为临证应对诸多疾病创造疗效。

一、麻黄汤

真正的太阳伤寒出现，无麻黄汤表不能开，表不开则邪气难除。如果太阳伤寒邪气不除，损于肺气则咳嗽哮喘；邪气逆传心包则心悸胸闷；邪传阳明少阳则三阳合病；邪气不除慢性病携带，还会引起吃饭不香、慢性疲劳乏力、睡眠不好、常发鼻炎、身有痛痒等疾病表现。

1. 麻黄汤原方

麻黄三两（去节），桂枝二两（去皮），甘草一两（炙），杏仁七十个（去皮尖）。

2. 经验用量

麻黄 15g，桂枝 10g，甘草 8g，杏仁 12g（去皮尖）。

3. 趣味记忆法

干（甘）妈（麻）姓（杏）桂。

麻黄汤具有解太阳经风寒邪气、发汗解表、宣肺平喘的功效作用，主治太阳伤寒、外感风寒表实之证。临证用于恶寒发热，头痛身痛，无汗而喘，舌苔白，脉浮紧等证候。

当风寒侵袭太阳经，寒邪伤营时，典型的麻黄汤证候出现，必须速用麻黄汤以截断病程，无麻黄汤不能及时祛邪。当麻黄汤证候出现时，常是阳气被闭，肌肉紧绷，头痛身痛腰痛，肌肉疼痛。麻黄汤用罢，得以畅汗淋漓，才能使邪气尽除。如果当用不用，常会贻误病机，使邪气传变。

4. 蔡氏方析

此方四味药组成，为何会有如此威力？得益于仲景组方精当，证治明确。民间说：麻黄草，性情暴，走三关，窜七窍，各个毛孔都走到。本方以麻黄为主药，取其打开毛孔，驱赶风寒，发汗解表，除太阳经寒水，柔经筋，开腠理之功效。麻黄为君，桂枝为臣，桂枝助麻黄发散邪气，可使发汗之力倍增，外感邪气及疼痛之证得解。麻桂相须为用，是辛温发汗的常用组合、最佳组合。

杏仁降肺气而平喘，是治疗太阳寒水饮邪壅逆肺气，喘息咳嗽的必用之药，与麻黄一宣一降，疏利肺气。炙甘草缓和麻桂之辛温峻烈，使汗出不至于太过伤正气。

5. 麻黄汤运用经验

麻黄汤此方，除了风寒侵袭太阳经，寒邪伤于营分时，用于发汗解表，宣肺平喘，我们还应该进一步研究它更加广泛的临床作用。根据我的经验，此方还可以开结，除垢，化顽痰，软坚。临床除了用于太阳寒邪伤营的证候，还可以为某些肿瘤、皮肤病、囊肿、结节等病的治疗开辟新的途径。

现代人受种种因素的制约，不论身患太阳伤寒还是太阳中风，常常是不能够及时治疗，或者说治疗不当，导致表证不尽。当太阳经长期留邪不解，或表证入里传变，还可以因此引起许多太阳病之外的临床证候。如某些结节、囊肿、干性湿疹、牛皮癣、劳损性疼痛、扁平疣等。

（1）结节

有些颌下结节、皮下结节，触摸不痛不痒，按之略硬而光滑，推之常可移动。

这多是太阳经水湿不化，久成胶着老痰，凝为结节。临床治疗可用麻黄汤作为合方，或用麻黄汤加半夏、白芥子等药，解表散邪，化结节消老痰。

（2）囊肿

有些囊肿长在乳腺或腋窝，一个或多个，按之柔软，多表面光滑，有时胀痛或有热感、木胀感。

这多是由于太阳经水湿，与少阳经郁气相搏结，化为有形之邪实，此病邪实者，根源仍然与太阳经邪气有关，在辨证施治的合方中，可以考虑运用麻黄汤。

（3）干性湿疹

湿疹是一种常见的皮肤病，有干湿之分。湿性湿疹常在抓挠后有水或血液渗出液，渗出的水液常是黏水色黄，或伴有患处疼痛。

干性湿疹抓挠后会有干燥脱屑，有时越抓越痒。这或是因为太阳经邪气蕴郁在肌表，化为燥热，损于皮肤而出现局部营卫失和，缺少津液濡润，干燥、瘙痒难耐。

临床辨治可用麻黄汤或者桂枝麻黄各半汤作为主方加味，或作为兼方合方而用。

（4）牛皮癣

有些大面积牛皮癣或全身性牛皮癣，多是以瘙痒、脱皮、皮损粗糙增厚、全身难以出汗为主证。

虽然此病病因繁多，但全身性、大面积的皮损出现，表邪不尽，肌肤蕴毒，营卫大失调常是本病的重要病机。因此在治疗中解表、化毒、和营卫的思路必不可少。

对于牛皮癣的治疗，虽然涉及许多辨治思路，但是临床不可忘记将麻黄汤作为合方使用，以增强解表祛邪、调和营卫。

（5）劳损性疼痛

人体的某些部位常会出现不明原因的疼痛，这也可能是由于机体的骨骼、神经、肌肉、筋膜等组织劳损、老化、退化的原因而引起。

当人体身带太阳表邪，长期不解，亦会使营卫失于荣养，气血运行阻滞，就会有不明原因的某个部位疼痛。治疗这种疼痛要有解表、祛邪、和营卫的临证思路。

麻黄汤宣散、解表发汗，可以起到松弛经脉、舒缓神经、畅通血气的作用。临床治疗这种疼痛应考虑在合方中运用此方。

（6）扁平疣

这是一种好发于青少年人群，多发于面部、手背、手臂部的皮肤病。皮损处呈颗粒状，大小不等，分布密度不均，有轻度痒感或无感觉。

这常是因为太阳经中有表邪、夹杂风毒不除，损于易暴露部位皮肤而发病。

麻黄汤解太阳经表、散风毒之邪，以汗解而疣消。可用麻黄汤加味，或用麻黄汤合他方而治，多获良效。

二、桂枝汤

太阳病麻桂剂，桂枝汤是主方。当今时代人们的生活富裕，衣食无缺，受大寒大凉的太阳伤寒证相对减少。因风邪而起的太阳中风证候较为多见，可以说：十人中有七八个桂枝汤证候携带。

仲景为解人间风寒，创下桂枝汤，临床所见太多生活中的常人，多有桂枝汤证候的携带。如有的人常常晨起打喷嚏；稍受凉受风就流鼻涕。有人是体质虽强壮、常颈肩怕风；有人是遇风呛咳；有人是见风就过敏，有人是见风就头痛；有人是汗后特别怕见风等。这都是或多或少的太阳病桂枝汤证携带的表现。

当典型的桂枝汤证出现，表现为鼻鸣、干呕、鼻流清涕、自汗出、脉浮缓，或可见发热、头痛、脖子酸。此时桂枝汤原方用上，发汗解肌、祛除邪气，可快速治愈外感，这叫症状典型单独用方。

在六经病的许多证候中，常可以见到患者兼有桂枝汤证候的出现，那么，此时就要把桂枝汤作为合方来使用。最常见的如：太阳中风桂枝汤证候未罢，又见心烦喜呕的少阳病证候，这叫二阳失和，治疗用桂枝汤合小柴胡汤。再如：患者有脉浮缓、自汗出、鼻鸣流涕的桂枝汤证候，同时又见腹满矢气，大便难解。此时可以用桂枝汤合小承气汤。

由于在生活中，许多人太阳表证长期携带而不自知，故桂枝汤在临证中可广泛运用。许多疾病的治疗，如果忽略解表思路运用，就会犯舍近求远的错误。

1. 桂枝汤原方

桂枝（去皮）、芍药、生姜（切）各三两，甘草二两（炙），大枣十二枚（擘）。

2. 经验用量

桂枝 15g，芍药 15g，炙甘草 10g，生姜 15g，大枣 8 枚。

3. 临床功效

解肌发表，调和营卫。

4. 趣味记忆法

贵（桂）勺（芍）炒（草）姜枣。

为了便于记忆与理解，我把桂枝汤方及组成药物以歌诀的形式，加以概括叙述。力求通俗易懂，理解深刻。

歌曰：

抓住桂枝汤，临证有方向。

桂枝能解表，发汗解肌良；

桂枝温经脉，扶正助表阳；

桂枝和营卫，全身血脉养；

桂枝去风邪，能治自汗淌；

桂枝柔经筋，能解项背强；

桂枝充经气，抗邪有力量。

芍药平阳亢，与桂配阴阳；

芍药补营血，血虚易风伤；

芍药养津液，除痹正气扬；

芍药敛营阴，周身血循旺；

芍药盈血气，治羸少病恙；

芍药厚脾土，土旺太阳强；

芍药养颜色，血润焕容光。

甘草益中气，桂芍好搭档；

甘草调诸药，太阳正气长；

甘草性温和，缓急止痛良；

甘草解百邪，桂枝汤中藏；

甘草除虚悸，伍桂效最良；

甘草和血脉，助桂护表阳；

甘草助经气，祛风邪不伤。

生姜温经脉，助桂发汗畅；

生姜暖气血，风寒邪难藏；

生姜开胃气，邪祛食欲强；

生姜健胃脾，护中人安康；

生姜化浊气，解毒效最良；

生姜止呕逆，胃和逆气降；

生姜桂枝配，表解吃饭香。

大枣甘甜润，护营津不亡；

大枣补中焦，托邪随汗淌；

大枣护中气，营卫全身畅；

大枣养胃脾，缓解邪气伤；

大枣除脏燥，怡情助眠良；

大枣生气血，善治面色黄。

桂芍草姜枣，神奇桂枝汤！

我们常说中医就是生活，看看仲景立下的桂枝汤就能明白，这五味药的组成，既是祛风寒解表的药物，也是厨房里的几味调料。

《伤寒论》共398法，113方，用桂枝的有80多张方子，足见桂枝汤既是治疗疾病的好方子，也是调护常人健康不可少的保健之方。

当典型的太阳中风症状出现，按照仲景要求，服罢桂枝汤一定要取小汗一身，就是让身上微微出汗。怎么才能助桂枝汤发汗呢？仲景说要"啜热稀粥一碗"。就是要喝上一碗稀白米粥，以助胃气，助发汗。通过微微发汗，来解除风邪外感，调和营卫，恢复正气，这样才能达到有效的治疗作用。

服桂枝汤，不出汗不足以见效，但是也不能出太大汗。仲景有明确交代，就是"不可令如水淋漓，病必不除"。我们总结一下：桂枝汤服后，不出汗风邪不解，营卫不和，病不见效；出大汗会损正气，使毛孔空虚，汗后更容易受风邪，只有适当出汗，才能疗效非常，这才是真正的仲景法度。

人生在世，要常与大自然的风寒邪气抗衡，因此就难免会受风寒邪气的侵袭。要想健康，活得自在，就必须身无表证，预防更多疾病发生，可以常服桂枝汤。桂枝汤可以作为常葆阳气，使气血流畅、不留风寒湿痹的保健方。

大的营卫失和，要用大的合方思路。而受了风寒邪气，常会有小的、短暂的营卫失和，调和营卫，使人恢复健康，就离不开桂枝汤。

仲景为桂枝汤的立法是解太阳中风，在三阳表证中，太阳中风最为多见。以太阳中风为主证，或者他病而兼有太阳中风者，仲景以桂枝汤为核心，略做加减，来应对疾病的治疗。

比如仲景用：

桂枝汤加厚朴杏仁，治疗喘病兼太阳中风者；

桂枝去桂加茯苓白术汤，治疗水邪内停，心下满微痛，小便不利者；

桂枝加芍药汤，治疗太阳病误下引起的脾虚、腹部绵绵隐痛者；

桂枝去芍药汤，治疗太阳病误下导致的胸阳不足、脉促胸满、心悸气短者；

桂枝加龙骨牡蛎汤，治疗阴阳不和，阴部寒冷、脱发、遗精、多梦者；

桂枝加附子汤，治疗太阳病误发汗引起汗出不止的漏汗证者；

桂枝加桂汤，治疗太阳中风过度发汗引起心阳不足，其气上冲的奔豚气；

……

5. 桂枝汤运用经验

在临床实践中，本人也积累了一些桂枝汤的运用体会，总结如下。

（1）经常不发烧的感冒流清涕——桂枝汤加细辛、附子、防风。

（2）虚寒体质过敏性鼻炎——桂枝汤加荆芥、白芷、细辛、附子。

（3）虚寒体质过敏风疹块——桂枝汤加当归、防风、黄芪、白术、细辛、荆芥。

（4）怕风、流虚汗——桂枝汤加黄芪、防风、麦冬、五味子。

（5）体质较虚之半身不遂——桂枝汤加黄芪、木瓜、丝瓜络。

（6）四肢关节怕风疼痛——桂枝汤加麻黄、细辛、附子。

（7）怕风怕冷、多梦遗精——桂枝汤加龙骨、牡蛎。

（8）见风头痛——桂枝汤加川芎、防风、细辛。

（9）颈肩背部严重怕风——桂枝汤加葛根、防风、细辛。

（10）小儿见风就呛咳、感冒——桂枝汤加干姜、细辛。

（11）多汗怕风、身有疼痛——桂枝汤加芍药、生姜、生晒参、防风、黄芪。

（12）妇女经产前后怕风——桂枝汤加防风、细辛、川芎、浮小麦。

三、小青龙汤

仲景的小青龙汤，对人类的贡献之大，很值得为此方写一首赞歌：

> 仲景良方小青龙，温肺化饮法最宗；
>
> 太阳表寒除不尽，化生饮邪在胸中；
>
> 寒水射肺气不降，咳嗽哮喘必发生；
>
> 表实寒邪要快解，开表散邪麻桂用；
>
> 痰饮水湿百病源，姜辛化饮可建功；
>
> 小青龙汤用得好，效如桴鼓人称颂！

小青龙汤临床用于太阳病外寒里饮导致的恶寒发热、头身疼痛；咳嗽、哮喘、肺部积液、肺痿、肺肿瘤；以及现代医学所说的肺炎、急慢性支气管炎、百日咳、鼻炎、呼吸暂停综合征等，只要运用得当皆效果良好。

在太阳病发展的不同阶段，我们循经找病，追经治病，很多时候都可用此方。

结合太阳病的不同阶段，我们把小青龙汤的运用总结了三个思路。

第一个思路：平人素有痰饮，突然一天身受寒凉，当风寒袭表、束缚阳气，内里饮邪迅速生成时，常会表现为咳嗽，口吐清稀白痰，或干呕、发热，或利，或噎，或心悸，或喘，此时要外解风寒，内化水饮，用方首先小青龙汤。

第二个思路：当太阳表证的麻黄汤、桂枝汤证已罢，但表邪未尽而又生里饮。什么意思呢？典型的太阳伤寒、中风的证候已过，但是表证仍然没有解除或者没有完全解除的情况下，太阳寒水在肺中积聚，化为痰饮壅逆肺气，此时同样也属于后世医家常说的外束风寒，内停水饮。这时病家常见的证候就是咳嗽，痰多或痰液清稀。治疗还是要外解表证，内化痰饮，非小青龙汤莫属。

第三个思路：体质素虚，太阴气弱之人，或者有些被基础性疾病消耗、体质虚弱的老年人，感受风寒表邪，证候虽然不典型，但邪气易长久携带，稍受风寒则见发热、怕冷，咳嗽难愈，有的人甚至是长年累月的咳嗽治不好，无痰干咳或有少量黄黏痰。

这是太阳经表虚弱、虚邪常带，太阴不足，而又有肺燥化虚热；或者久病体虚之人出现此证。此时小青龙汤亦可用，但是必须在原方里加味，我的经验是常加人参、麦冬、杏仁。这样用方对于太阳表证携带，太阴化虚热，久治不愈的咳嗽大多效如桴鼓。

1. 小青龙汤原方

麻黄（去节）、芍药、细辛、干姜、甘草（炙）、桂枝（去皮）各三两，五味子半升，半夏半升（洗）。

2. 经验用量

麻黄 15g，桂枝 20g，芍药 20g，干姜 12g，细辛 10g，法半夏 15g，炙甘草 15g，五味子 8g。

3. 临床功效

解表散寒，温肺化饮。

4. 趣味记忆法

夏草桂，说（芍）五行（辛）麻将（姜）。

5. 蔡氏方析

小青龙汤是治疗太阳病风寒束表，阳气被郁，表寒引动内饮的一张方子。当太阳经的两种病机同时出现，寒与水邪相搏，水寒射肺，肺气逆满不利，必引起咳喘、痰多而稀。

水聚胸中或停于心下，阻滞气机而胸阳不振，可见胸痞、满闷；饮邪动则胃气上逆，则见干呕，舌苔白滑。

太阳受邪、外寒内饮之证，若不疏表而徒治其饮，则表邪难解；不化饮而专散表邪，则水饮不除。因此，治疗要解表与化饮配合，一举定夺而表里双解，方可见良效。

方中麻黄、桂枝相须为君药，二药相配也是太阳病发汗、散寒、解表邪必不可少之药。麻黄解风寒、宣发肺气而又平喘咳；桂枝化气行水又助麻黄开表发汗。

干姜、细辛相配，温煦中阳、温肺化饮是良效组合，又兼助麻、桂解表祛邪。然而素有痰饮者，脾肺多虚，若纯用辛温发散，往往耗伤肺气，故佐以五味子敛肺止咳、芍药和养营血、半夏燥湿化痰（和胃降逆）为辅佐药物。炙甘草既可益气和中，又能调和辛散酸收之品。方中使用炙甘草，仲景还有其他用意，就是将甘草干姜汤温肺扶正的治疗思路融入其中。

五味子与麻桂配伍，一散一收，既可增强止咳平喘之功，又可制约诸药辛散温燥太过之弊，仲景用意是化里饮而不使肺燥。诸药相合使风寒解，水饮去，宣降复，则诸症悉平。

在太阳病的初始阶段，可见三证，即桂枝汤证、麻黄汤证、小青龙汤证。当太阳病继续发展，表邪不解或者解而不彻，则又化里饮时，此时只能独见小青龙汤证。

6. 小青龙汤运用经验

（1）过敏性鼻炎清水鼻涕过多者——小青龙汤原方。

（2）小儿百日咳痰多清稀者——小青龙汤加炙百部、橘红。

（3）多泪证虚寒体质患者——小青龙汤加肉桂、通草、肉苁蓉。

（4）肺部结节咳吐白痰者——小青龙汤加浙贝母、煅牡蛎、桃仁、橘络。

（5）支气管咯血伴白痰、怕冷者——小青龙汤加炒栀子、白果、煅龙骨。

（6）喘不得卧吐清稀白痰者——小青龙汤加苏子、白芥子、人参、乌药。

（7）中耳炎流脓清稀怕冷者——小青龙汤加煅龙骨、煅牡蛎、柴胡、黄芩。

四、大青龙汤

此方的主治是太阳病表邪外寒、包裹里热证。症见恶寒发热，身疼痛，无汗烦躁，口渴，苔燥黄，脉浮紧等。太阳病寒邪伤于营分是麻黄汤证；风邪伤于卫分是桂枝汤证；表寒包裹着水饮是小青龙汤证；表寒包裹着里热则是大青龙汤证。大青龙此方在太阳篇中使用的频率虽然要低于前三方，但本方的功能主治也非前三方可以代替。

太阳经找病，我们要知道在什么状态下，才会外寒包着里热呢？

一是三阳实证、素有里热之人，外感风寒邪气郁表，里热速成。症见无汗怕冷、身体肌肉疼痛，里热则表现为烦躁、咳喘而吐黄痰，口渴。

二是平人体质，太阳表证当解未解，邪气入里化热。临床可见咳喘、烦躁、有黄痰、无汗怕冷、乏力、身痛的大青龙汤证。

三是大自然的四时不正之气侵犯人体，我们又叫作疫毒戾气伤人。就是四时邪气中夹杂着天地间瘴戾毒气，多来势凶猛，使人发病急骤，症状相似，传染性强。此邪气伤人亦多见外感表邪包着里热的大青龙汤证候，其症可见身痛、乏力、发热、恶寒、烦躁、口渴、咽痛、苔黄腻。若邪气较盛，或者人体自身正气抗邪能力不足，就会出现邪实壅肺，逆传心包等危急证候，病家多呼吸困难、烦躁、发热、舌苔焦黑或黄老而腻等，此证较为凶险。

1. 大青龙汤原方

麻黄六两（去节），桂枝二两（去皮），甘草二两（炙），杏仁四十枚（去皮尖），生姜三两（切），大枣十枚（擘），石膏如鸡子大（碎）。

2. 经验用量

麻黄20g，桂枝12g，炙甘草12g，杏仁15g，生石膏40g，生姜15g，大枣10枚（擘）。

3. 临床功效

发汗解表，清热除烦。

4. 趣味记忆法

麻桂失（石膏）信（杏仁）炒（炙甘草）姜枣。

太阳病风寒表证包裹着里热，这样的外感证候也常可以见到。临床上如西医学所说的大叶性肺炎、病毒性流感、暑热病、急慢性肾炎、小儿夏季热等。

据临证体会，大青龙汤证在每个病家身上具体表现也不一样，有的人是以表证为主，有的人是以里热为主。外感风寒表证为主的是发热怕冷无汗或少汗、咳嗽、吐黄痰；里热为主的是身懒身痛、发热反复不退、无汗、喘促、口渴、烦躁、咽喉红，舌苔厚腻。

5. 蔡氏方析

大青龙汤所治疗之证候，要抓住两大病因，就是太阳病风寒束表，又兼里热伤了津液。此方的主要功能是以发汗解表，兼清里热为主。用麻黄、桂枝、生姜发汗散风寒，使表邪随汗而解。生姜、大枣、甘草甘温以护营卫、保脾胃，使发汗不伤正气、不伤津液。用生石膏寒凉以清里热，生石膏与麻黄相配伍，为仲景方辛凉解表的最佳组合。

在仲景的组方规律中，我们可以看出中医治病求本，祛邪而不伤正的辨治思想。小青龙汤与大青龙汤，一个是解表化里饮，一个是解表清里热。仲景在小青龙汤中麻、桂都用二两，大青龙汤中麻黄则用了六两，因此有的后世医家说大青龙汤是发汗峻剂，其实不然。此方虽名曰大青龙，其本意是祛邪、扶正、清里热。再看仲景在大青龙汤的用法中有所交代："取微似汗……一服汗者，停后服。若复服，汗多亡阳遂虚，恶风烦躁，不得眠也。"如此看来，仲景此方并未追求如麻黄汤的大汗、畅汗。也就是取其寒邪除，热邪去即可，不可大汗亡阳。

太阳病外邪不解，又见化热烦躁，此寒热并存的病理状态下，最易演变成严重证候。仲景大青龙汤的组方有麻黄汤、桂枝去芍汤、麻杏石甘汤的合方方意，此方组合精当，共同促成了祛邪、扶正、清邪热的临床效果。

因此大青龙汤也是解风寒、宣肺气、祛邪毒、清邪热的临证要方。每遇春温、秋燥、冬寒季节的毒戾疫病外感，以此方为基础加减施治，对多种发热不退、邪毒感冒可收良效。

6. 大青龙汤运用经验

六经为病时，大多数时候是有合病、并病、表里同病、多经同病的现象。所以单纯使用一个大青龙汤，应该是在太阳病的大青龙汤证候出现的特定阶段。因此，在六经辨证中，常把大青龙汤作为合方使用，可为临床创制疗效。

临床除了用于太阳病的发热怕冷、无汗、身痛、烦躁的典型证候外，根据经验常做如下拓展运用。

（1）过敏性皮肤病伴烦躁、瘙痒、无汗或者少汗——大青龙汤加生地黄、防风、升麻。

（2）面部疮疖、油垢过多——大青龙汤合茵陈五苓散，加黄连、连翘。

（3）高血压常怕冷、项背强几几而伴烦躁者——大青龙汤原方。

（4）高血脂患者汗少烦躁伴有颈椎病——大青龙汤合茵陈蒿汤。

（5）高尿酸痛风，口渴烦躁、怕冷者——大青龙汤合茵陈五苓散加细辛、苍术、防风、附子。

（6）小儿反复高烧少汗、怕冷、咽喉红者——大青龙汤加柴胡苗、黄芩。

（7）流行性感冒，恶寒、发热、无汗、烦躁、身疼痛者——大青龙汤或加味。

第二节 阳明篇——葛根、石膏、黄硝类方

阳明篇所涉方药，主要功效是以泄热、通腑、解经发散表邪为主。以葛根、石膏、大黄、芒硝剂为常用之方。在六经辨证的六大类方药中，阳明病所涉方药的特点总结：性烈峻猛，重剂快投。

在阳明篇里抓住主证，先用好三张方子，即可快速走进阳明篇，辨治阳明病。阳明病"三纲三方"，是阳明病的主干，可涵盖阳明病主要证候，蔡氏歌诀有云：

第一大纲葛根证，三阳能解皮肤病。

第二大纲白虎证，经气化热汗蒸蒸。

第三大纲承气证，痞满燥实特别灵！

一、葛根汤

此方是阳明经表证常用之方，当阳明胃经外感，经中带着邪气，目痛鼻干，夜眠不宁，脉见浮而又长，此时无葛根汤不能解。

1. 葛根汤原方

葛根四两，麻黄三两（去节），桂枝二两（去皮），生姜三两（切），甘草二两（炙），芍药二两，大枣十二枚（擘）。

2. 经验用量

葛根 20g，麻黄 15g，桂枝 15g，白芍 12g，炙甘草 12g，生姜 15g，大枣 10 枚。

3. 临床功效

发汗解表，升津舒经。

4. 趣味记忆法

葛妈（麻）贵（桂）勺（芍）炒（草）姜枣。

5. 蔡氏方析

在三阳病中，世人除常带太阳表证，阳明经中邪气常带也是多见症状。阳明经主面部且夹目络鼻，面部油垢、疮疖红肿、目痛、鼻干；脸上老年斑、黧黑斑、暗斑；太阳、阳明合病之下利，都可以用葛根汤作为基础方来治疗。

太阳病治疗不当或汗出不彻会转属阳明，葛根汤解肌发表走于项背，解太阳经邪气不尽而传给阳明。所以，对于头痛、颈椎病、腰背疼痛；癫痫、痉病，不论刚痉、柔痉；病毒性感冒、荨麻疹、扁平疣等，葛根汤都是十分好用的。

仲景葛根汤，按照六经辨证的思维，站在阳明表证经中留邪的角度，为何用起来会疗效非常好？因为邪气阻经，经气必然不利，就会出现上述许多证候。若见以上种种，循经找病，辨治阳明表证的思路首当其冲。

我们看仲景葛根汤的临证用意，就能明白此方的奥妙。按照仲景的组方规律，表证邪气在经，那就要舒利经气而解表，葛根的药性走阳明经，用葛根领头，解肌舒经，纵横项背，来效最快。所以葛根用到四两、麻黄用到三两。麻黄、桂枝来配伍葛根，解阳明经外感邪气，亦可解太阳经未尽之邪，助葛根发汗、柔经、解痉；用芍药养血和营，甘草益气扶正，保持解表而不伤津液；姜枣温经助解表而调和营卫。

此方可谓治疗太阳、阳明经邪气郁闭，经筋不舒的一张良方。邪郁在太阳之经，则项背强急；邪闭在阳明之经，则目痛鼻干。这是仲景条文所述，在临床中，实际还有一些条文没有涉及的证候，也是由太阳阳明二阳经气不利所引起，亦是葛根汤所治证候。如西医学所说的各种病毒性流感；有些急慢性肠炎、细菌性痢疾、流行性脑炎、小儿春秋季腹泻与发热；脑梗死、内耳眩晕症、三叉神经疼痛、面神经痉挛、颈椎病；荨麻疹、过敏性鼻炎；痤疮、汗斑、扁平疣等。

在许多常见病与疑难病的治疗中，抓住太阳、阳明经证，以葛根汤为架构的用方思路，可为临床创造较好的疗效。

6. 葛根汤运用经验

（1）感冒后便溏

大便稀溏是脾胃虚弱之人常见症状。但是有些人感冒痊愈后，会发生长时间的大便稀溏、黏腻，严重者会有腹痛肠鸣。

这是因为表邪尚未全解，外感所化之里湿热生成，邪气在胃与肠腑间留恋，肠腑气化不利而出现大便稀溏黏腻。此时要用葛根汤加黄连、木香，解表清里，和顺胃肠之腑，此证可除。

（2）三叉神经疼痛

三叉神经疼痛十分痛苦，是一种反复发作的阵发性电击样、刀割样或撕裂样剧痛。时发时止，不发作时与常人无异。

从六经辨证认为，此病大多是三阳经中积热，以阳明热甚为主，热势膨胀，经气不得通利而发病；再则还有少阳经邪气阻经的因素。

用葛根汤加柴胡、黄芩、生石膏、防风、细辛。按照六经立法，葛根汤意在解肌发散，祛除邪气，生石膏清经热止胀痛，防风、细辛助葛根汤入关窍止痛，柴胡、黄芩走少阳经，疏利少阳止痛。如此多可奏效。

（3）痤疮

青年人痤疮反复发生而且症状严重者，要考虑阳明经邪气，兼有热化。阳明多血多气，年轻人气血旺盛，感邪最易热化，阳明经又主面部，治疗可用葛根汤加生石膏、连翘、苦参、生地黄。意在解阳明经邪气、清热。

若痤疮颜色淡白，体质较虚，或中焦虚寒的年轻人，可用葛根汤合方理中汤治疗。

（4）老年斑

本证虽然是人体老化的常见现象，但是三阳经邪气所聚，阳明腑气瘀浊，常与本证有密切关系。阳明经热携带、腑证化瘀毒，瘀于面部而发生面色晦暗，脸上黑斑。

治疗用葛根汤、小柴胡汤、小承气汤、桂枝茯苓丸。葛根汤解阳明经表而发散邪气；小柴胡汤、小承气汤和解三阳而除阳明腑气；桂枝茯苓丸利水化瘀。阳明经表打开，邪气消除，乌云散去，老年斑渐淡。

（5）面瘫

多是突发性口眼歪斜，讲话漏风，流涎，患侧眼淌水等。六经辨证认为这是太阳、阳明中风，邪气阻经，经气不至造成面部瘫痪。

治疗以解太阳、阳明经证邪气，解表舒经为主要思路。可用葛根汤加防风、僵蚕，伴有热化者加生石膏。

二、白虎汤

此方是清阳明经中之热，除阳明气分大热之主方。如果典型的阳明经中邪气化热，则表现为热势膨胀；阳明胃腑化热，则表现为热势弥漫，尽管后世医家清热方颇多，但此时非白虎汤莫属。

1. 白虎汤原方

知母六两，石膏一斤（碎），甘草二两（炙），粳米六合。

2. 经验用量

知母 25g，生石膏 60g，炙甘草 12g，粳米 20g。

3. 临床功效

清热、生津。

4. 趣味记忆法

石母炒（草）米。

5. 蔡氏方析

中医说人体生命存在的根本，就是"气血"二字。热在血分者，以伤血耗血，血不循常道为主要病理损害。热在气分者，以恶热，伤津液，耗气为主。仲景白虎汤，是治疗阳明经热、气分大热、但热不寒的千古第一方。

蔡氏歌曰：

> 白虎清热是良方，热在阳明气津伤。
>
> 石膏一斤知母六，甘草粳米共成方。
>
> 清热生津除烦躁，善治大热大汗淌。
>
> 壮热面赤脉洪大，大渴引饮苔燥芒。
>
> 经热清除治胀痛，气分热消势不张。
>
> 头目胀痛牙龈肿，背胀乳痈热又烫。
>
> 三叉神经痛难消，易饥多食高血糖。
>
> 烦躁怕光难入睡，痛风关节红肿胀！

阳明经中常带邪气之人，常会化热。临证表现为蒸蒸出汗、头面胀痛、红肿；或兼目痛鼻干；或牙龈时常肿痛，龋齿疼痛难忍，或龋齿中肉芽增生；或见乳房红肿胀痛、乳腺有肿块增生、乳房发热发烫、流黄水、化脓等。

阳明气分大热之人，则常见"四大"，即大热、大汗、大渴、脉象洪大。久之必然耗伤津液，化生燥火，引起气津两伤而消渴、口干舌燥、大渴欲饮水自救；或见肌肉瘦削、神疲乏力；或见易饥多食、食难用饱等。上述症状，皆是白虎汤所治之证。

观白虎汤的组方原理，可知此方乃仲景医理智慧之杰作，是《伤寒论》清热生津、顾护胃气之良方，为群方之楷模。当典型的白虎汤证候出现，壮热面赤，烦渴引饮；或气津两伤，大汗出、消谷善饥时，尽管后世医家清热方颇多，但白虎汤在千古清热方中，可以说是无方可替。看仲景对白虎汤的组方，用的是石膏一斤，以石膏的大寒大凉，来清阳明大热；用生津液、清胃热的知母来佐石膏清热生津；再以甘草、粳米来顾胃气、护津液，使此方在大寒清热的同时，不伤中焦胃气。

津液是维持人体营卫化生、气血充盈、脏腑和顺的重要液体营养物质。仲景在原文中一再强调不可"亡津液"，要"令胃气和"，因此白虎汤的组方是遵循虽大热而不令苦寒直折，除大热而不忘保津存液的原则。

但此方大寒，运用中当知其禁忌，如外束风寒、表证未解的无汗发热、口不渴者；脉象沉细柔弱者；真寒假热面潮红、阴气盛格拒阳气于外者，均当忌服。

白虎汤现代临床可用于治疗因阳明大热而引起的、西医学所说的大叶性肺炎、流行性脑炎、出血热、糖尿病、多汗证、痛风、急性乳腺炎等。

任何形式的热伤阳明，或者当温疟来临，疫病温毒爆发之时，白虎汤也可以临床急投，大展其功。

6. 白虎汤运用经验

（1）成年人遗尿

本病如果发生在成年人，有一部分是因为阳明之热迫津外泄的结果。

阳明热病，身体实、热在上者，大汗淋漓、汗出过多；体质虚、热在下者，常迫津液从小便而出，故可见遗尿。治疗用白虎汤加人参、龙骨、牡蛎。

（2）急性乳腺炎

乳头属厥阴肝经，乳房属于阳明胃经。如果急性乳腺炎疼痛、红肿、发热发烫，或化脓，辨治应该考虑经热、腑热、气分大热。

用白虎汤合方五味消毒饮加味，清阳明热的同时，快解热毒，多会收到良好效果。

（3）痛风

痛风是现代社会的多发病，西医学认为是由尿酸高引起，以关节疼痛难忍、关节肿大为主要表现。治疗要首辨寒热，阳明热盛之人，久之可发痛风。多以关节剧痛、胀痛、红肿、关节肿大坚硬如石为主要临床表现。

常是因为阳明经热邪气久滞、壅滞、蕴结在关节所引起。治疗要以清解阳明经热，除湿通痹为主要思路。用方白虎汤合方茵陈蒿汤为主或加减运用。

（4）龋齿肉芽增生

龋齿空洞，反复发炎疼痛难忍，继而在龋齿空洞内产生肉芽红肿、疼痛，触之易出血。肉芽会越长越大，出血增多，严重影响饮食咀嚼。本病同时常伴牙龈红肿，口腔腥臭难闻。

按六经辨证，此病因有二：一是阳明积热日久；二是肾精空虚。阳明积热，牙龈膨胀肿痛，肾精空虚化虚火，反复牙髓发炎难消。此时要以白虎汤为主，配以山茱萸、黄柏、龟甲胶，可获良效。

我在 2007 年治疗安徽黄山一位患者，时年 28 岁，龋齿空洞，牙龈肿痛反复发作。

后来在空洞的龋齿内长出一块红肿的肉芽，常常出血，疼痛难忍，伴口臭、舌红、口干、口渴。由于平时患有血小板减少，牙科医师认为不适合做根管治疗而寻求中医。

根据患者肉芽胀痛出血反复发作、夜间口渴要喝水、舌红口臭等症状，诊断为阳明积热，肾精空虚。用白虎汤加黄柏、黄连、山茱萸、龟甲胶。服药 3帖，肉芽胀痛、出血、口臭消失，复诊去黄连加淡竹叶，再服 1 周后，龋齿内肉芽萎缩几乎不见。

三、小承气汤

在阳明篇中，对于小承气汤的使用，要与大承气汤来做对比理解，这样才能对本方的运用有更好的把握。同样都是阳明腑证，典型的大承气汤证候出现，多是急症重证；小承气汤是用于常人阳明腑实的轻证，或者是长期携带的隐性腑证。

1. 小承气汤原方

厚朴二两（去皮，炙），枳实三枚，大黄四两（酒洗）。

2. 经验用量

大黄 20g，枳实 15g，厚朴 12g。

3. 临床功效

轻下热结，除满消痞。

4. 蔡氏方析

在仲景《伤寒论》阳明篇原文中，共有 6 条关于小承气汤的条文，如：

第 208 条："……若腹大满不通者，可与小承气汤微和胃气，勿令大泄下。"

第 209 条："……大便复硬而少也，以小承气汤和之。"

第 214 条："阳明病，谵语，发潮热，脉滑而疾者，小承气汤主之。"

这些条文都是记述阳明病在不同证候、不同阶段下，都有小承气汤证候的出现。但这让初学中医经典者难以快速掌握运用。小承气汤的使用，我们只要记住一句话——"轻下热结，阳明腑实轻证"就可以。围绕这句话展开分析运用，即可快速掌握。

小承气汤的证治是：谵语潮热，大便秘结，胸腹痞满，舌苔老黄或微黄、黄腻；或正常舌象下有隐性腑证；脉滑而疾；或痢疾初起，腹中胀痛，里急后重。有些同仁可能要问，小承气汤既然是治疗阳明腑实轻证之方，为什么在主治证候中也会出现潮热、谵语、痞满燥实呢？

人的体质有虚实之分，所以人体对邪气的耐受程度也是因人而异。临证中遇见有些患者，或因体质较虚，或因他病在身对邪气不能耐受，虽然邪实不盛，但足以引起谵语、发潮热、大便秘结、胸腹痞满、脉滑而疾的病理表现。这种情况若以大承气汤急下，则正气不支，耗伤太过；若以润下之法又不足以祛除邪气。此时仲景小承气汤完全派上用场，是较为合适之方。

对小承气汤的运用，我通常也会抓住"隐性腑证"这一在临床实践中发现的证候。何为隐性腑证？一是生活中的正常人，有轻度的腑证携带而不自知。比如大便虽然天天排，但常常是排而不尽，黏腻不爽，或久蹲大便不下。二是常常自觉腹满，但又不误正常饮食，如仲景所言"病腹满，饮食如故……"或常伴大便前硬后软，干稀不调；或肛门细小，排便条细而难下。此时用大承气汤则攻伐太过，只有小承气汤最能胜任建功。

前人歌诀有云：

> 小承轻下热结管，阳明燥实实痞满；
>
> 二朴三枳四大黄，妙在同煎效力缓！

小承气汤所治疗的阳明腑热证，虽见痞满燥实，但要知是相对的热结轻证。此方原方剂量比例为二两厚朴，三两枳实，四两大黄。攻积滞泄热的大黄剂量虽大，但仲景是要求大黄与诸药同煎，意在缓泻缓攻，轻下热结。

方中大黄泄热通便，使阳明胃腑与肠腑之热随大便而去。厚朴有行气除满、宽肠通滞之功，枳实主破气消痞。三药相合治疗阳明腑实功效卓著，既能消痞除满，泄热通便，又不会攻伐太过。此方不仅临证用于阳明腑实轻证，热结肠腑最为适合，对于常人携带的隐性腑证、阳明腑热也是必用之方。

当今时代人们饮食丰盛，阳明多有隐性积滞，多数患者即使临床不见腑证，偶尔用小承气汤把阳明胃肠之腑疏而导之，亦会觉得身体轻松。

小承气汤单独使用时剂量应该稍大，但在许多热病的治疗中，即使不见腑证，也可以把小承气汤小剂量作为合方使用，以促进泄热、通腑，增强疗效。

四、大承气汤

学习六经辨证，用好大承气汤，是六经找病发挥疗效的独特优势。古人说大承气汤具有"冲墙倒壁"之功，由于本方药力迅猛，常被后世医家束之高阁，临证少用。

大承气汤是仲景治疗阳明大实证或六经病邪实化热需要急救的智慧体现，是千古难得的好方子。应该充分发掘大承气汤的临证应用，用好大承气，解决大问题，使疗效快速提升。但必须围绕六经找病，合理运用才最为关键。

1. 大承气汤原方

大黄四两（酒洗），厚朴半斤（炙，去皮），枳实五枚（炙），芒硝三合。

2. 经验用量

大黄 20g，厚朴 30g，枳实 20g，芒硝 20g。

3. 临床功效

峻下热结，荡涤腑实。

其实无论是临床救急，还是大实证之需要快攻邪实者，大承气汤都可以走马夺魁，屡建奇功。

蔡氏歌曰：

大承气汤救急症，斩将夺关功速成；

阳明大实急化热，燥屎便硬腹满痛；

谵语潮热便难下，腹胀大痛不可近；

惊恐烦乱或狂躁，食入即吐命悬生；

中医救急莫迟疑，急下邪实保生命！

为什么说"大承气汤救急症，斩将夺关功速成"？在阳明大实证的三个急下方子中，排在第一的是大承气汤。三阳合病，邪实难消的危急重症必用大承气汤。

如西医学所说的肠梗阻、巨结肠、肠套叠，如果见痞满燥实的证候，急救要用大承气汤；有些急性高血压、肺心病、高尿酸引起的痛风难忍、出血性脑中风等，兼见三阳合病大实证者，当快用大承气汤。

在三阴病的演化过程中，若是热化成实，邪气转属阳明大实证急者，也必须要用大承气汤。

无论外感还是内伤疾病，在病势相对和缓时，可以按部就班地调方治疗，但是当典型的大承气汤证候出现，多是重症急症，贻误病机就可能带来不可挽回的后果。

其实许多重症监护病房的急性脑中风、心肌梗死患者，有肚子胀、内热大、脉滑数等三阳合病大实证的典型表现。如果能及时用上大承气汤，会很快为病情带来转机。大承气汤是中医急救之方，此方的作用绝不是消炎药、止血、抗凝剂、血管扩张剂、开塞露等可以替代的。

阳明大实证，化燥热会伤阴津，导致人体疾病迅速地进入恶性循环。大承气汤能够去邪实、斩病魔，急下存阴。

4. 蔡氏方析

仲景大承气汤药只四味，但可谓强强组合，功效非凡。此方用破积攻下的大黄，与清热软坚大泻之芒硝相配，泻下热结之力无可阻挡。厚朴行气除满之力亦非他药可替。枳实破气消积滞，兼逐水饮痰浊。四药合用，使阳明腑气通降下行，共奏峻下热结之功。

此方药性猛烈，功伐之力强大，临床若不见大实大满、腹部疼痛拒按、绕肚脐疼痛，或腹中燥屎宿便按之如条索状硬结、脉象滑实有力等，当谨慎用之，切不可滥用导致损伤正气。

根据临证使用心得，阳明邪实内结，舌苔焦黑燥裂，证候急迫，症状典型时不但要快用，而且要单刀直入，用大承气原方四味，不要合方。若患者正气虚邪气实，大承气小量使用或合方使用。若患者身无大病，见隐性腑证、宿便，大承气亦可小量使用。

5. 大承气汤治疗巨结肠医案

患者王某，女，27 岁。2020 年 3 月 19 日来诊。

主诉：反复呕吐伴腹胀腹痛、大便不畅 4 年余。

病史：4 年前因情志不遂、饮食不当而出现反复腹泻、呕吐。后常发便秘、腹胀，至巨结肠，身体渐虚弱。曾于某地市医院、某解放军总医院诊断为：后天性巨结肠、肠梗阻。由于病情相对严重，多家医院拒收。

刻诊：反复呕吐不能饮食，喝水吃饭皆吐。腹部胀气，小腹隆起巨大包块，医院检查显示部分肠道肿胀增粗。大便艰难，用开塞露或灌肠才有排便，便色黑，有白色黏液附着，小便可。有饥饿感但不能进食，打嗝嗳气。夜间呕吐黏液。瘦弱憔悴，怕冷，手脚凉。语言无力，不能自立行走及端坐，必须人扶。腹中肠鸣、排气少。六脉细弱，舌淡、苔白腻；咽喉红。

辨证：①阳明腑实，浊气上逆；②太阴虚滞，虚中夹实；③营卫大虚。

方一：大黄甘草汤。

大黄 20g，生甘草 8g。

4 帖 4 天。

方二：厚朴生姜半夏甘草人参汤合大黄附子汤。

姜厚朴 30g，枳实 20g，大黄 20g，江油附子 12g，细辛 4g，生姜 20g，法半夏 20g，炙甘草 12g，生晒参 12g。

4 帖 4 天。

两方交替服用。

疗效：方一大黄甘草汤服两顿后，呕吐即止。两方交替服用后，能排便，能吃饭。

二诊：2020 年 4 月 20 日。

刻诊：大便 6 天不排，腹胀满痛。小腹右侧条索状隆起较高，包块触之碍手，脐周硬。6 天前用开塞露排便一次，硬如羊粪。打嗝嗳气，胃反酸。

患者体重较一诊增加 8 斤，精神、体力好转，已可自己独立行走。脉细数、关脉略大；舌淡苔略腻，舌中裂纹。

辨证：①阳明腑实，大便燥结；②虚实夹杂，虚满气滞。

方一：大承气汤。

厚朴 30g，枳实 25g，大黄 15g，芒硝 25g（冲服）。

1 帖 1 天。

方二：半夏泻心汤合小承气。

姜半夏 25g，炙甘草 15g，生晒参 15g，黄连 8g，黄芩 12g，干姜 12g，厚朴 20g，枳实 15g，大黄 12g。

6 帖 6 天。

两方交替服用。

疗效：大承气汤 1 帖后，大便排泄 4 次。继服方二后大便每天可排，三餐可饮食。

按语：本案是一个险案，在这个患者身上，虚与实都到了极致。虚弱至极，无力行走坐立、无力说话。呕吐不止、腹胀腹痛、大便多日不下。患者一诊状态极差，甚则随时可能虚脱休克。

患者在几年前因为情志不遂、饮食不当而脾胃大伤。在一次吃羊肉面后严重呕吐腹泻，继而常常胃肠不适，不欲饮食，大便难解。家人为其多方求医，中西医诊疗无数，但病未得愈。

几年来患者虚弱、营养不良，常需输入营养维持能量。小腹巨大包块隆起，疼痛拒按。医院诊断患"胃下垂""后天性巨结肠"。

最危重的是近期大便不通，腹痛腹胀加重，食入即吐，茶水难进。因病情严重转至某解放军医院住院，专家告知此病治疗别无他法，必须手术，手术费用需三十万但还不能保证生命。患者母亲是位中医爱好者，爱女心切而拒绝手术。其母说："孩子体质太弱，哪能经得起这样的手术？怕有意外。"而后即收拾东西出院，设法寻求中医治疗。

其母说这些年来，女儿看了许多中医未果，叹天下哪里还有能治病的好中医呢？在走投无路的时候，忽然想起一个做理疗行业的中医朋友，遂向他求助寻找，经这位朋友推荐，才找到我诊治。

我们说六经、道六经，临证要把六经辨证的思想落地，这才叫真正的六经辨证。刻诊判断，这样的食入即吐，是阳明肠腑壅实，浊气上逆，我即断是一个典型的大黄甘草汤证。仲景《金匮要略》云："食已即吐者，大黄甘草汤主之。"原文只有十二个字，却高度概括了此证的证候及病机。但是眼前患者的虚与实是严重交集，只一个大黄甘草汤恐不足为用。

大病必伤脾，久病耗营卫，气败阳即虚。此病难就难在大虚大实中兼呕吐、腹痛。大补增实，大泻更虚。经过仔细斟酌，这有太阴久虚腹胀，又有阳虚肠腑不运之大便艰难。所以方二我选用仲景厚朴生姜半夏甘草人参汤合大黄附子汤。

处理这样的大病险案，方子开出，便时刻静候消息。果然，消息传来，令人欣喜，一服呕吐止，二服大便出，三服能吃饭……

为何小小的大黄甘草汤，药只两味，疗效却如此神奇？所谓善调者脾胃肠同调，仲景先师站在阳明太阴同治的高度而立法。大黄泄阳明积热而下气祛邪实, 甘草益太阴、守中焦而使气机不乱, 如此共奏泄热、降浊、止吐之功。

再后来的近一个月, 患者没有消息, 我就在心中暗忖患者近况如何时。不多时接到其母亲来电: 女儿6天大便不解, 肚子胀苦不堪, 又需紧急求助。于是, 我请其立即前往我门诊。

患者母女如约而致, 我当即询问: 你们为何这么久不来复诊? 为何偏要等到病情险重才来求医? 其母思索片刻, 只好实话实说: 上次服药后女儿病情渐好, 能吃饭、能排便, 体重增加, 精神好转。但有些好心的亲戚邻居为女儿找了一些单方验方、按摩等方法使用, 耽误了来复诊时间, 又导致当下大便6天不通, 腹痛腹胀, 烦躁不安。用开塞露及民间诸法皆无效, 所以还要快寻中医治疗。

刻诊: 患者已能正常健步行走, 较初诊时极度消瘦、无力说话、勉强坐着几分钟把脉后就要躺下, 判若两人。

腹诊: 小腹右侧条索状隆起较高, 包块触之碍手, 脐周硬。

此时作为医者, 我忍不住有话要说: 这么严重的病, 虽然有好转, 但体质恢复要一定过程, 你们怀侥幸心理, 看病情好了, 就不听医生的, 道听途说去用偏方, 这样会害了女儿的。被误成重症时刻, 才又来找中医救治?!

根据刻诊及患者正气得到部分恢复, 我断为阳明腑实、燥屎内结。急症要快速拿下, 拟方一: 大承气汤1帖。

患者打嗝嗳气, 胃有反酸, 舌苔略黄, 关脉略大, 是胃有热邪气逆。久病之虚虽有所恢复, 但仍要考虑虚实夹杂, 其病位主在肠腑, 方二用: 半夏泻心汤合小承气。

患者取药回家, 我心有记挂, 都说医者父母心, 此时我体会到这是一种责任心。因医院检查显示, 患者部分肠道肿胀如茄子般粗细, 如投大承气无效, 恐病情难以把控, 会迅速恶化。

晚上9点多, 我带着白天诊疗忙碌的疲倦刚洗漱上床, 却接到患者母亲电话说: 女儿喝的中药(大承气汤)全部吐掉了, 该怎么办? 我说中医自古有一句话叫: 吐药不吐味。把剩下的药渣子再煎半碗汤给她喝下。

我本来就在为这个患者忐忑, 她吃的药又全吐了, 这样定会药力大减, 此时也只能求仲景在天保佑吧！

第二天早晨七点多醒来，我手机刚开机，见几个未接来电提醒信息，我想十有八九是患者母亲打来。我猜来电要说的只有两个结果：一是吐了药没有效果，腹胀痛难忍而送急诊；二是大便已下，病情好转。

按照未接来电号码我立即回拨，电话接通，患者母亲欣喜地说：女儿药后夜间大便拉了四次，味儿很臭，腹胀腹痛好转，小腹包块基本消去。知患者急症已解，此刻我悬着的心才放下。

我嘱其停药1天，后以方二的半夏泻心汤合小承气调治，随访患者饮食、二便趋于正常，继续调治以恢复正气。

仲景大承气汤，是中医急救的良方，除了用于阳明病的实证、急证，或虚中夹大实之证，在六经病演化的不同阶段，皆有转归到大承气汤证的可能。

当大承气汤的证候出现，多是无可替代，该用不用，必然邪气无出路，证成危候。

"阳明大实急化热，燥屎便硬腹满痛。"阳明病腑实之证，邪气实则必然化热，而且热气盛，热势急。热者伤肠腑，热者耗津液。当肠腑不运，津液耗干，肠内糟粕必变为燥粪。肠腑津液干枯，无水不能行舟，燥屎难下，壅塞肠腑，则症见腹满腹痛，腹部便硬拒按，痛不可近。

"谵语潮热便难下，腹胀大痛不可近。"大实生大热，大热除了伤阴耗液，大热必扰神。所以在大承气汤证候的出现，正气虚而邪气实者，必发谵语乱言。

阳明大实大热，热蒸津液外出，身必发潮热。阳明大热，津液随汗而出，肠腑燥而无以润，大便难下。

邪气实，腹胀满，阳明腑气不通，则腹大痛，不能穿衣系裤带，典型的大承气汤证候出现，患者腹部盖一层单衣单被，都觉疼痛不已，这也是标准的"痛不可近"。

"惊恐烦乱或狂躁，食入即吐命悬生。"我对大承气汤热扰神明的现象进行总结，发现当人体正气较虚，邪气大实的时候出现大承气汤证后，常会出现谵语而说胡话。

对于正气足而邪气大实之人，大承气汤证候出现，常会惊恐大叫，躁扰不宁，或发狂躁、打人毁物，不分亲疏。这都是阳明病邪气实而化大热，热邪上冲，扰乱神智而引起的症状。

若肠腑梗阻，腑气不通，患者是食入即吐，不能吃一点东西，吃一口饭、喝一口水都会全部吐掉。此时若医者不明六经，错识证候，或医误治，恐患者命在旦夕。

"中医救急莫迟疑，急下邪实保生命！"自古中医急救有"凉开三宝"，清热开窍的安宫牛黄丸，豁痰解毒的至宝丹，化浊解毒的紫雪丹，这些都是紧急救命的古代方药。

但大承气汤紧急证候的出现，是因阳明大实，或三阳合病最为严重的病理阶段，阳明内热与燥屎相结不去，邪气不消，百药不效。此为仲景峻下热结第一方，只有急下邪实，方可有望迅速脱离病情危重。

6. 大承气汤运用经验

大承气汤可用于多种现代疾病的治疗，临床常见如下：

（1）内外妇科因大便不通所引起的急腹症。

（2）单纯性肠梗阻、巨结肠、胃扩张。

（3）实证类型的高血压、高血糖、高尿酸。

（4）高血压引起的急性脑疝、脑梗死。

（5）狂躁症、妄想症。

（6）急性胆囊炎、胰腺炎、阑尾炎等。

阳明篇中，还有用于脾胃失调，内热壅盛，大便艰涩排泄不尽的调胃承气汤。所谓调胃者，就是调和脾胃气也。

明代医家吴昆在所著《医方考》中有云："伤寒阳邪入里，痞、满、燥、实、坚，全具者，急以此方（大承气汤）主之。调胃承气汤不用枳、朴者，以其不作痞、满，用之恐伤上焦虚无氤氲之元气也；小承气汤不用芒硝者，以其实而未坚，用之恐伤下焦血分之真阴，谓不伐其根也。"吴氏此言，是对几个承气汤的临证运用做了较好的概括。

第三节　少阳篇——柴胡、黄芩类方

少阳篇方药，主要是以和解少阳、降逆止呕、疏郁利胆、内泄热结、和解疏散的柴胡、黄芩类方药为主。临证常用如小柴胡汤、大柴胡汤、柴胡桂枝干姜汤、柴胡芒硝汤等。

一、小柴胡汤

小柴胡汤是仲景和解剂的群方之冠，也是治疗少阳虚证的第一方。由于本方是从和解祛邪、扶正和中、和谐表里内外、调解六经失和来立法，所以被历代医家临证使用最为广泛，并大加推崇。本方也因为临床用途广泛，疗效确切，而被称为"外感内伤，千古一方"。

1. 小柴胡汤原方

柴胡半斤，黄芩三两，人参三两，半夏半升，炙甘草三两，生姜三两，大枣 12 枚。

2. 经验用量

柴胡 40g，黄芩 15g，人参 15g，法半夏 15g，炙甘草 15g，生姜 20g，红枣 8 枚。

3. 临床功效

和解少阳，扶正祛邪。

4. 趣味记忆法

情（黄芩）人夏柴炒（甘草）姜枣。

5. 蔡氏方析

小柴胡汤虽然是和解少阳的主方，但在六经为病的各个阶段，都时常会有小柴胡汤证候的出现。

如仲景太阳篇原文第96条："伤寒五六日，中风，往来寒热，胸胁苦满，默默不欲饮食，心烦喜呕，或胸中烦而不呕，或渴，或腹中疼痛，或胁下痞硬，或心下悸，小便不利，或不渴，身有微热，或咳者，小柴胡汤主之。"

此条文描述了小柴胡汤诸多的适应证候。伤寒五六日，可能是邪气从太阳传入少阳；或是少阳经直接感受了邪气，就可以出现如条文所述的往来寒热，胸胁苦满，情志不舒，不想吃饭，或者呕逆、腹痛，或发热、两胁疼痛而胀满，或小便不利等，皆可用小柴胡汤治疗。

这些都是少阳经的虚邪所引起的症状，少阳居中如枢纽，少阳经腑失和，可以造成中腑津液、气血、寒热等处于失调状态，但是当邪气还未深入，此时小柴胡汤一方可治。

仲景在阳明篇原文第230条述："阳明病，胁下硬满，不大便而呕，舌上白苔者，可与小柴胡汤，上焦得通，津液得下，胃气因和，身濈然汗出而解。"

此条文虽然写在阳明篇，但这是阳明中风虚邪同时又累及少阳经而带来的一系列证候，我们也可以理解为阳明、少阳虚邪中风之同病。

单纯的阳明病不会以胁下硬满为主证，只有虚邪侵犯阳明、少阳时，二阳同时而病，这时候虚邪、滞气、津液都积瘀在中上二焦，也就是阳明、少阳的主病位上，所以才会胁下硬满，不大便而呕，舌上白苔。此时用小柴胡汤是解少阳、阳明虚邪，开解气机，使气机通畅，津液下行，胃气和谐，正气来复，表解而有微汗，诸症才能得以痊愈。

小柴胡汤不是发汗剂，但是为什么会有发汗效果？此正如张锡纯先生所言："小柴胡汤乃宣通少阳，听其自汗，而非强发其汗也。"人体在疾病的状态下，抗邪也常是虚实交替的动态进行。当邪气将尽，正气来复时，常以汗出而解，强人感受外邪，亦有自汗一身，不药而愈。

小柴胡汤虽然不是发汗之剂，但其可以宣通少阳枢机，利三阳和谐，引导机体正气来复，经气调达，能量充盈而自汗，汗出邪解。

再看原文第266条："太阳病不解，转入少阳者，胁下硬满，干呕不能食，往来寒热，尚未吐下，脉沉紧，与小柴胡汤……"本条讲的也是由于太阳邪气不解转入少阳，出现胁下硬满，干呕不能食，又兼忽冷忽热的症状，但是此时未用过吐法、下法等方法误治，邪气未盛，即使有脉沉而紧的现象，小柴胡汤也是可以治疗的。若是已经过于吐、下或发汗，柴胡证已经不在，那就只能随证治之了。

还有写在厥阴篇原文第379条述："呕而发热者，小柴胡汤主之。"此条文虽然写在厥阴篇，但我们可以理解为：六经之中，不论某经有病，也不论合病、并病，只要见患者有呕逆、发热的表现，都是可以用小柴胡汤的。从临证实践来看亦是如此，足见小柴胡汤临床运用之广泛。

在小柴胡汤的使用中，仲景还用了个特殊的条文定义，原文第101条："伤寒中风，有柴胡证，但见一证便是，不必悉具……"

就是说在六经病中，不论是表证还是里证，只要见到柴胡汤证中的某一个症状，就可以使用小柴胡汤或合并使用小柴胡汤，不需要诸证具备才能使用。

如果细数小柴胡汤的主治证候，会发现这张方子是以疏利少阳气机、和解少阳虚邪为立法，用以治疗六经表里、寒热、虚实失和引起的诸多证候的一张方子。

比如以仲景伤寒少阳经立法，由胆胃不和引起的证候，小柴胡汤临证可以用于下列情况：无论有热无热的感冒，呕吐，下利，或反复出现的感冒发热，不明原因的低烧；妊娠呕吐，晕车晕船呕吐，放疗呕吐，小儿厌食呕吐；情志抑郁，胁肋胀满，心烦，食欲不佳，口苦，咽干，口渴；疟疾，黄疸，慢性疲劳综合征，肿瘤恶病质后期的正气大虚等。

观小柴胡汤的组成，如果按照仲景原量，用的是柴胡半斤、黄芩三两领头。柴胡疏利胆经、胆腑之气，解表、透热、截疟为方中主药；用苦寒不甚的黄芩清胆胃之热，清热不伤正气，虽苦寒而不损脾胃；用人参三两、炙甘草三两扶正气、护中焦；半夏降逆止呕，和畅胃胆，生姜、大枣助柴、芩祛邪，又顾护机体营卫。整个方子的配伍精当，组方简洁，效用卓著，思路清晰。

因此，小柴胡汤在对于六经病虚实寒热之变，引起少阳受累的患者主诉繁多、证候繁杂、正邪交错的运用，可以举重若轻，收效良好。

但是小柴胡汤绝非万能之方，使用时除了以少阳为宗，还要审时度势。如在阴虚阳亢时，阳气暴脱时，腹痛里急时，或在三阳大实证、三阴虚寒证中均当谨慎使用，需防贻误病机。

6. 小柴胡汤运用经验

（1）短暂性大便不通

小柴胡颗粒冲剂2小袋，加入芒硝20克冲服，几个小时后就会大便畅通。

（2）小儿反复发作性发热

用生石膏30～50g煎水，冲小柴胡颗粒冲剂2小袋服用，可以短暂性退热或彻底退热。

（3）轻度失眠证

用小柴胡汤加茯苓、浮小麦、灯心草煎服，会收一定疗效。

（4）轻度帕金森病手足颤抖

小柴胡汤加生龙骨、生牡蛎、木瓜、白芍、当归、丝瓜络。

（5）慢性疲劳综合征

小柴胡汤合桂枝汤。

（6）抑郁症（属少阳不舒兼有痰饮）

小柴胡汤合温胆汤，可收相应疗效。

（7）小儿厌食症

小柴胡汤加炒鸡内金、炒莱菔子，水煎服。

（8）肝硬化

小柴胡汤加干姜、黄连、牡蛎、郁金，水煎服。

（9）慢性迁延性肝炎

小柴胡汤加炒二芽、肉豆蔻、姜厚朴、枳壳、郁金。

二、大柴胡汤

少阳病从虚实来辨证，小柴胡汤治疗少阳虚证，大柴胡汤治疗少阳实证。当少阳邪实，胆腑郁热，症见胸胁胀痛，口苦心烦，呕逆欲吐，证势迫急，此时为典型的大柴胡汤的适应证候。

1. 大柴胡汤原文

柴胡半斤，黄芩三两，芍药三两，半夏半升（洗），生姜五两（切），枳实四枚（炙），大枣十二枚（擘）。

2. 经验用量

柴胡 50g，黄芩 20g，大黄 15g，枳实 20g，芍药 15g，法半夏 15g，生姜 30g，红枣 8 枚。

3. 临床功效

和解少阳，内泻热结。

4. 趣味记忆法

大芩只（枳实）要（芍药）半升（生姜）胡枣。

5. 蔡氏方析

后世医家对大柴胡汤的理解也各有不同。有的认为是邪入阳明，化热成实，治疗是从少阳来解。有的认为是阳明少阳合病，有热结之象，治从少阳。

从大柴胡汤所对应的证候及病机来分析，我认为在六经为病的各个阶段，不论邪气从何经何脏转归而来，只要具备了邪气伤于胆腑，症见心下或两胁胀满疼痛，呕逆不止，或伴往来寒热；兼见口苦、苔黄，大便难解或下利，小便黄，脉象滑实有力，这都是邪实伤于少阳，辨治立法应该以解少阳邪实为主，内泻热结，疏利胆腑。此时大柴胡汤当为首选之方。

如仲景少阳篇原文:"伤寒发热,汗出不解,心中痞硬,呕吐而下利者,大柴胡汤主之。""伤寒十余日,热结在里,复往来寒热者,与大柴胡汤。"这些条文皆是描述外感热病,或不同原因引起的少阳邪实,热结在里的证治。

此方仲景立法是解少阳邪实,清利胆腑郁热;组方是以柴胡为君药,黄芩为臣药,共奏除少阳邪气、和解清热为主要治则;用大黄、枳实泻胆胃之腑实热;半夏降逆止呕,和胃而利胆;芍药缓急止痛;生姜大枣和营卫,又使祛邪而不伤正气。

诸药同用,共建泻实除满、清利胆腑邪热、缓急止痛、消胀止呕之功效。

6. 大柴胡汤运用经验

(1)急性胆囊炎或胆结石发作

腹痛、腹胀,疼痛部位在右胁下或胃脘处,多是疼痛剧烈,难以忍受,甚者伴面色苍白,出冷汗。多于受凉、劳累、熬夜、过食酒肉后疼痛发作。伴见脉象滑数或急促,大便干结或稀溏。

多选用大柴胡汤加金钱草、炒内金、郁金、炒元胡,屡获良效。

(2)小儿高热实证

突发高烧,或高烧反复,伴见腹胀腹痛,口臭便干,屁响屁臭,平时喜食肉食,烦躁磨牙,喜冷饮。

可选用大柴胡汤加生石膏。

(3)急性胃肠炎、胰腺炎腹痛

暴饮暴食后,或过食辛辣或冷饮后突然腹痛不止,或时痛时止,大便稀溏、臭秽。

可选用大柴胡汤加黄连、肉桂、木香。

(4)急性黄疸型肝炎

平时有慢性肝炎或乙肝病史,因故突然爆发黄疸(西医检查转氨酶、胆红素迅速升高),身黄、眼黄、小便黄,厌食,腹胀,乏力疲劳,口干口苦,脉滑数或弦数。

可选用大柴胡汤原方合茵陈蒿汤。

（5）三高症肥胖兼类呆傻脸

高血脂、高血压、高血糖患者，或身体肥胖，类似呆傻面容，表情呆滞，目无光彩，或伴头晕乏力，心悸胸闷，多汗，体臭，头面油垢，腹大便干，小便黄而又泡沫、气味臭，此类患者较容易突发性猝死。

可选用大柴胡汤、桂枝茯苓丸、茵陈白虎汤合方治疗，坚持服药三个月或半年，对三高的治疗以及预防猝死，效果良好。

三、柴胡芒硝汤

此方为仲景柴胡法的延伸运用，临床应以少阳虚邪未解，又化里热，小柴胡汤证具备或但见一二，而又兼阳明有燥热为辨证要点。

1. 柴胡芒硝汤原方

柴胡二两十六铢，黄芩一两，人参一两，甘草一两（炙），生姜一两（切），半夏二十铢（本云五枚，洗），大枣四枚（擘），芒硝二两。

2. 经验用量

柴胡30g，黄芩15g，人参12g，炙甘草10g，法半夏15g，生姜15g，大枣6枚，芒硝15g（冲服）。

3. 临床功效

和解少阳，泄热润燥。

4. 趣味记忆法

情（黄芩）人夏柴炒（甘草）姜枣忙（芒硝）。

5. 蔡氏方析

此方主要是治疗少阳外感，小柴胡汤证携带未罢，少阳经虚邪入里化燥热；或阳明经素有积热，忽而少阳又感受邪气，二阳郁热同病的方子。症见口苦咽干心烦，胁肋胀痛，呕吐；或日晡潮热，大便燥结或便黏腻稀溏等。

柴胡是少阳经主药，是疏解少阳邪气，引导少阳本能之气必不可少之药，与黄芩相伍可清少阳经虚热；人参扶正祛邪顾护中焦，柴胡与人参相伍，可使其气随少阳经行走充盈，从而驱出少阳邪气于外。炙甘草、生姜、大枣共为益气和营，祛邪扶正。

此方妙在加入芒硝一味，在和解少阳的同时，又泻少阳、阳明之积热燥热。大柴胡汤治少阳邪实的同时，还有合方小承气汤泻阳明腑气之意；柴胡芒硝汤是治少阳虚邪的同时，泻二阳燥热积滞，是以小柴胡汤合方调胃承气汤之意，可见仲景遣方组药之殊妙哉。

仲景原文第103条述："伤寒十三日不解，胸胁满而呕，日晡所发潮热，已而微利，此本柴胡证，下之以不得利，今反利者，知医以丸药下之，此非其治也。潮热者，实也，先宜服小柴胡汤以解外，后以柴胡加芒硝汤主之。"

这是伤寒表证不解，十三日过经，邪气弥留，伤及少阳、阳明。二阳津液被耗，化为燥热，而兼胸胁满呕吐，身发潮热。或者是在柴胡汤证候齐备之时，而被医者误下伤津，柴胡证不去而兼化燥热。

根据经验，此方临证常用于：①素体偏虚，胆腑常病之人，如胆囊炎、胆结石、胆壁毛糙患者。②症见口苦，心烦，胁下满胀，大便不爽，而又不宜大补大泻者。③用于胃肠燥热，胃气偏弱，兼见口苦、胁肋胀、呕逆之人。④用于长期口苦口臭，大便黏腻不爽，或大便时干时稀之人。

6. 柴胡芒硝汤运用经验

（1）闫某，男，45岁。

主诉：牙龈反复肿痛赤烂，妨碍饮食。口服过消炎药、牛黄解毒片等不效。

刻诊：患者胖瘦适中，心烦焦虑，口苦；燥热汗出；大便臭秽、黏腻稀溏；脉弦略大，舌苔略黄腻。

用方：柴胡芒硝汤。

7帖7天，芒硝冲服，每次20g，隔日一服。

7 帖药服完，牙龈肿痛赤烂痊愈，余诸症减轻。

（2）张女，65 岁。

主诉：阵发性出汗 1 年余，汗来燥热，汗去身冷。

刻诊：患者形体较胖，胸胁满闷，口苦、咽时痛，眠差；大便干，解而不尽，小便黄。

用方：柴胡芒硝汤合方桂枝汤。

10 帖 10 天。

药后阵发性出汗基本痊愈，大便通畅，胸闷大减。

（3）秦某，女，48 岁。

主诉：肛门肿胀疼痛 3 天。

刻诊：混合痔反复发炎，出血，疼痛多年。近日饮食不慎，肛门有一疙瘩肿胀脱出，疼痛难忍，不能坐立。平时心烦急躁，晨起口苦，大便黏腻沾便池，擦不干净。脉弦细数，舌红苔略黄腻。

用方：柴胡芒硝汤加黄连、生甘草。

8 帖 8 天。

服药 1 天疼痛减，3 天后肛门处疙瘩肿胀消。8 帖服完，肛门不再肿胀，身体轻松。

（4）胡某，女。

主诉：右胁下疼痛 4 天。

刻诊：患者平时右胁下常胀痛，常在生气时、劳累时、饮食肥腻时疼痛发作，发作时用手按之觉舒适。常夜间口苦，心烦、嗳气。大便时干时稀，小便黄，有泡沫。

用方：柴胡芒硝汤加炒内金、郁金。

10 帖 10 天。

服药后胁下痛渐减轻，后经继续调治痊愈。

四、柴胡桂枝干姜汤

本方是治疗少阳病携带日久，伤及太阴之方，或可以理解为是治疗少阳太阴同病之方。

少阳为病，阳邪热化，为邪实之证，是以大柴胡汤而治。少阳阴邪寒化，是素体常虚之人，少阳经腑会邪气常带，虽为虚证，常虚中夹热。因为久带之邪必然化热，所以小柴胡汤祛邪扶正的同时，而兼和解清热。

若病邪循经传变，少阳则传于太阴。那么，柴胡桂枝干姜汤此方所治，就是少阳病虚邪久带，损及太阴脾阳，而症见胆热脾寒的一系列临床表现。或者说少阳虚寒之证，常与太阴结伴同行，或少阳之虚，必借太阴而表达。所以临证见这种患者只要受凉、劳累、熬夜、生气就常见胆囊疾病发作、肝病加重，或出现脾胃病，或原有脾胃病加重等。因此临床可见口苦、心烦、发热、小便不利、胁下满痛、痞硬、乏力、怕冷、食欲不振等。

柴胡桂枝干姜汤临证常用于胆囊炎、肝炎、肝硬化、肝癌、胃及十二指肠溃疡、慢性胃炎等患者。

仲景原文第147条述："伤寒五六日，已发汗而复下之，胸胁满微结，小便不利，渴而不呕，但头汗出，往来寒热，心烦者，此为未解也，柴胡桂枝干姜汤主之。"

仲景原意是伤寒五六日，先用发汗，后又泻下，但是邪气仍然不得解，邪入少阳，气机郁遏，气化不利，引起中焦水津、气化失调，故见胸胁满、小便不利、渴而不呕、头汗出、往来寒热、心烦等症状。

但是此时邪气已经入于少阳，中焦虚而邪气郁结，津液失于气化，千万不能再用发汗、泻下的方法治疗，应该以和解少阳、温脾生津的柴胡桂枝干姜汤治之。

1. 柴胡桂枝干姜汤原方

柴胡半斤，桂枝三两（去皮），干姜二两，栝楼根四两，黄芩三两，牡蛎二两（熬），甘草二两（炙）。

2. 经验用量

柴胡苗 30g，桂枝 15g，干姜 12g，黄芩 15g，天花粉 20g，牡蛎 15g，炙甘草 12g。

3. 临床功效

和解散寒，温脾生津。

4. 趣味记忆法

姜（干姜）贵（桂枝），才（柴胡）情（黄芩）理（牡蛎）花（天花粉）草（甘草）。

仲景对此方立意，是寒温兼顾，祛邪与补虚同行。柴胡、黄芩是少阳为病最为常用或者说是必用之药对。干姜与炙甘草，为太阴虚证之主药，此四味同用，为少阳、太阴定下方根。少阳邪气得解，太阴之虚得益，这也是仲景在《伤寒论》中，以六经大法而拟方的原则体现。

当少阳病引起的阳气微结，阴邪不散，此时是有表证也有里证，当然可见渴而不呕，小便不利，但头汗出，往来寒热，胸胁满。仲景在此方中用桂枝以通阳气而利小便，用天花粉以和津液，配牡蛎以敛其汗、化坚化结。

诸药协同，相须为用，此方看似平和无大起大落，临床若能运用得当，可治脾胃、肝胆系统难证大病。

5. 柴胡桂枝干姜汤运用经验

（1）单纯性肝硬化

耿某，男，55 岁。患肝硬化 5 年余。症见疲劳乏力，怕冷，口苦口干，胁肋时胀而隐痛，或胁下似有痞块，食欲差，时有低烧，小便黄，大便稀。

用柴胡桂枝干姜汤加郁金、炒内金，间断性服药近半年。身体所有症状好转，再检查结果显示：肝脏未见异常。

（2）慢性胆囊炎疼痛

沈某，女，35 岁，幼儿教师。3 年前查出患有慢性胆囊炎、胆囊壁毛糙。每于饱餐、受寒、生气后右肋间疼痛。有时口苦，胃脘不适，胃怕食冷，后背疼痛。大便稀，小便微黄，舌淡苔薄白。

用柴胡桂枝干姜汤为主方加减治疗，加肉豆蔻、郁金、炒延胡索，二诊去牡蛎。每次服药 8 帖，共复诊 3 次，1 年后因患其他病再次来诊，自诉胆囊炎疼痛未再发作。

（3）反流性食管炎疼痛

王男，45 岁，企业老板，反流性食管炎引起胸痛 1 年余。胃镜检查显示：患有胃窦炎及食管炎。每于饱餐或饮酒后胸中有烧灼感疼痛。

口干口渴，有时口臭，但是怕吃冷食，吃冷食后胃有隐痛，有时打嗝、嗳气，大便稀，小便黄赤，脉弦细。

用方：柴胡桂枝干姜汤合方小承气汤，加黄连。服药调治半月，患者自述胸痛烧心未再发生。

（3）肺癌术后厌食

宋某，男，67 岁。肺癌术后厌食 1 个月。

刻诊：自肺癌术后三餐无食欲，觉口淡无味、食物难以下咽。形体消瘦，乏力气短，偶有呛咳。时发低烧，时而怕冷，晨起口苦，大便黏腻，小便黄。

治疗：柴胡桂枝干姜汤加黄连、麦冬、五味子、党参、砂仁。7 帖 7 天。7 帖药服完食欲增加，精神好转。

第四节　太阴篇——芍药、干姜、桂枝类方

太阴篇方药，主要是以补益中焦之虚，温中脏之寒，建中阳，化寒饮，祛腐秽为主要功效；或者当太阴蕴热积滞，病腹满而大实痛时，在益太阴的同时兼攻下。临证常用的方药中，首先要掌握理中汤、小建中汤、桂枝加芍药、桂枝加大黄汤、半夏泻心汤的运用。

掌握太阴篇几个临证必用或常用的主方，知其功用，解其方义，临证对于太阴经脏之病，才能有抓手，出疗效。六经各篇皆是如此。这叫：先入门，能看病，有疗效，再夯实。

学习六经辨证，入门是必经之路。入门后才能思维清晰，正确辨证，心里熟知六经、六病、六脉、六证、六法、六方，这样才能真正做到六经辨证。否则都是一知半解，空有口号，说六经却不懂辨六经，谈六经却不会用六经，不能把六经辨证落到实处。临证常犯不知所措而生搬硬套的教条主义，难以驾驭大病小病，临床诊疗难以提高，治病疗效瓶颈多多。

一、理中汤

前贤方歌说得好："理中汤主理中乡，甘草人参术黑姜，呕利腹痛阴寒盛，或加附子总回阳。"

太阴为病易虚易寒，仲景创理中汤，是温中补虚，理脾化饮，保护中焦的珍贵之方，后世医家亦称之为保命方。因为后天脾土不保，人就难以健康长寿。

1. 理中汤原方

人参、干姜、甘草（炙）、白术各三两。

2. 经验用量

人参 15g，炙甘草 15g，白术 15g，干姜 15g。

3. 临床功效

温中，益气，散寒，止利。

4. 趣味记忆法

人炒（草）白姜。

5. 蔡氏方析

太阴病以吐食、下利、腹痛、腹满为主要特征。其实无论六经病还是杂病，在其发生发展的某个阶段中，都有中伤太阴的实际存在。如仲景在《伤寒论·辨阴阳易瘥后劳复病脉证并治》篇原文中说："大病瘥后，喜唾，久不了了，胸上有寒，当以丸药温之，宜理中丸。"此时就是病气消耗人体，损于太阴的结果，仲景用理中丸治疗。

《伤寒论》原文第277条曰："自利不渴者，属太阴，以其脏有寒故也。当温之，宜服四逆辈。"这是仲景在太阴篇原文中提出，太阴里虚寒证，是以四逆辈来治疗。但是从历代医家的实践经验及此方药物组成来看，太阴病里虚寒证的治疗，理中汤或附子理中汤是最常用方药。

理中汤是人参、白术、炙甘草、干姜各用三两，其意重在补益脏无他热的太阴阳明同虚。四味药的组成中，有三味药是补中焦之虚，益太阴之气；用干姜一味温里散寒、化饮止利。四药同用，共奏温中、益气、散寒、止利之功效。

理中汤所治证候，要从太阴立法，我对此方的总结是抓住五个字——虚、寒、吐、痛、利。

太阴虚寒之证，必致中焦阳气不振，病理上除了造成水谷精微受纳不佳，中焦无阳则不能化阴，导致胸中内生寒饮，口吐清涎。

太阴虚损，脾阳必弱，阴邪寒饮阻遏中焦，引脘腹冷痛，遇寒加重。此时当必用理中汤温暖中焦太阴脾土，若伴胸腹冷痛者，定要加附子来振奋中阳，温里止痛，即附子理中汤。

当太阴虚寒，饮食水谷缺乏阳气温煦，水津食糜不能转化，必然引起吐食。太阴虚寒之人，饭后无意中弯腰即吐，有物而无声，吃的食物尚未消化即被吐出。正如《医宗金鉴·伤寒心法要诀》所述："太阴阴邪沉迟脉，吐食腹满有时痛。"理中汤是温暖太阴，散寒止吐而治疗太阴寒化吐食之要方。

中州阳气缺乏，虚寒并见，水津不化则可引起太阴病寒性自下利。用理中汤补虚温中，其利自止。仲景曾说："理中者，理中焦，若利在下焦，用赤石脂余禹粮汤，复利不止者，要利其小便，以实大便。"

6. 理中汤运用经验

（1）多年胃痛

郭某，男，55岁，企业销售员。2019年6月19日来诊。

主诉：胃痛多年。

刻诊：经胃镜检查，患有慢性胃炎、胃窦炎、幽门螺杆菌阳性。胃痛反复发作，吃饱痛，饿了痛，受凉也疼痛。有时胀痛，有时隐痛。

冬天怕冷，四肢凉，常食欲不振，胃不能吃冷，有时口泛清水，大便偏稀，小便清。脉象和缓无力，舌淡苔薄白。

用方：附子理中汤。

7帖7天，药后疼痛大减，食欲增加。

经3次复诊，以附子理中汤为主，胃痛彻底痊愈。

（2）心悸心慌

施某，男，30岁，2020年5月10日来诊。

主诉：心慌心悸半年。

病史：半年来常无诱因、无征兆发生心慌心悸。发作时心中悸动不安，呼吸急促，面色苍白，淌虚汗，伴恐惧害怕，多年手淫病史。心悸发作严重时曾有几次打"120"送医。

24小时动态心电图显示有早搏，余无异常。

刻诊：食欲不振、怕吃冷，多食胃胀，易疲劳，面无容光，形寒肢冷，大便稀，小便可。脉细缓，脉律齐，舌淡苔薄白。

辨证：中焦虚寒，中阳不振，损及太阴脾、少阴心肾。

用方：附子理中汤合桂枝甘草汤。

以此方调治1月余，精气神改善，食欲增，面色转佳，心悸痊愈。

（3）腹泻后虚脱

杨某，女，33岁，护士。2010年8月13日来诊。

患者产后刚过满月，因为食用两片冰箱冷藏一天的西瓜，腹泻不止。一天泻了7～8遍，口服藿香正气水、泻立停无效。

刻诊：身体软弱无力，几近虚脱，无食欲，不能正常工作。

用方：红参 25g，炙甘草 20g，干姜 20g，白术 20g。

1 帖 1 天，煎汤日 3 次服。

服第一顿药后腹泻即停，三贴药服完，精神转佳，恢复食欲。

二、小建中汤

此方是桂枝汤加倍白芍用量而成，是治疗太阴虚兼表证，太阴虚兼着表阳虚，太阴虚引起腹痛里急或心中悸动不安的主方。

1. 小建中汤原方

桂枝三两（去皮），甘草二两（炙），大枣十二枚（擘），芍药六两，生姜三两（切），胶饴糖一升。

2. 经验用量

桂枝 20g，炙甘草 15g，芍药 40g，饴糖 50g，生姜 20g，大枣 12 枚。

3. 临床功效

建中补脾，调养气血。

4. 趣味记忆法

枣桂芍糖，炒（草）姜。

5. 蔡氏方析

仲景小建中汤是从太阴立法，主治以虚多寒少，中脏能量不足，营卫不和所引起的一系列症状。症见腹痛隐隐，神疲乏力，心悸不宁，虚烦不眠，面色㿠白，头晕眼花，手足烦热等。可用于治疗多种现代疾病，如脾胃疾病、慢性肝炎、贫血、神经衰弱、红细胞减少症等。

小建中汤所治之腹痛，是太阴能量不足，脾津被耗造成的气血不能濡养中脏。中焦虚弱，不荣则痛，必见腹痛隐隐或虚劳里急。临床常见于年轻人体质本虚，或因为劳作饥饿，或因为手淫耗散精血，或因为房事过度，精气暗耗后责之脾津大伤之人。这种腹痛发病，多在饥饿、劳累，或身受风凉，或房事之后。此时一时三刻能量不接，腹中空虚，或腹痛隐隐、揉按舒适，或疼痛里急、喜温喜按，此时治疗非小建中汤莫属。

小建中汤几味药的组成可谓巧夺天工，与其说是几味药物，倒不如说是几种食材，所以说中医就是生活。且看仲景小建中汤方的搭配：桂枝温阳解表又兼补虚；倍用芍药是大补脾津，缓急止痛；炙甘草补益心脾来效最快；重用饴糖一味，乃甘美能量，功用甘温滋补，可在人体亏空、急需索食的情况下，快速补充能量；姜枣相伍，既助诸药温补营卫，又助和胃健脾。此方对虚性腹痛，岂有不效之理？

有些脾津耗伤，中虚过度之人，临床虽不见腹痛，但见神疲乏力，心悸不宁，虚烦不眠，面色㿠白，头晕眼花，手足烦热等，都是因太阴虚损引起。若脏无他热，这些症状小建中汤也是一方可治。

三、桂枝加芍药汤

本方是治疗太阳病误下后，伤及太阴脾津而引起的太阴虚证。临床一是以太阴大虚、腹满时痛为辨证要点；二是以太阴虚而兼有表证为辨治方向。

1. 桂枝加芍药汤原方

桂枝三两（去皮），芍药六两，甘草二两（炙），大枣十二枚（擘），生姜三两（切）。

2. 经验用量

桂枝 20g，芍药 40g，炙甘草 15g，生姜 20g，大枣 10 枚。

3. 临床功效

理脾和中，缓解止痛。

4. 蔡氏方析

仲景桂枝加芍药汤，可以说是专为太阴虚而设。太阴虚证，有脾之经、脏的气虚、阳虚、津虚。此方所治之证，主要是以脾津虚为主。那么何为脾津？三阳承液，三阴藏精，所以脾津又可以理解为脾精。就是脾之精华，能量膏脂。

旧疾慢病慢慢耗脾精，新病吐利发汗可速伤脾津。所以此虚可能是因病致虚，也可能是因医误治而虚。如仲景原文第279条："本太阳病，医反下之，因而腹痛时痛者，属太阴也，桂枝加芍药汤主之。"本条讲的就是太阳病误下，医误之虚。若后天不足，本源之虚，多为太阴脾脏阳虚。

由于太阳病经过不当治疗，伤寒表证仍在，又见太阴迅速丢失津液，能量缺乏，症状是腹中疼痛，喜按，或伴发热恶寒，或伴脉浮缓、鼻鸣、自汗。

比如有的病家胃肠疾病，腹痛胃疼，无故腹泻腹胀，受凉就犯，感冒就犯。临床上常见于胃及十二指肠炎症、溃疡、疼痛的患者；慢性痢疾、体质长期虚寒的患者；以及肠梗阻术后狭窄的患者。

此方组成中有桂枝汤原方本已解表、益阳、补虚，重在倍加芍药填补脾津。使此方更具有调和营卫、缓急止痛、补脾和中的作用。

5. 桂枝加芍药汤运用经验

（1）酒后腹痛吐血

王某，男，33岁。平时不爱饮酒，一次公司年会饮酒过多，当天呕吐完食物后一夜昏睡。第二天呕吐黏液痰涎中带血，血色暗，伴腹痛，无食欲，疲劳。

用桂枝加芍药汤原方：桂枝20g，芍药40g，炙甘草15g，生姜20g，大枣10枚。

3帖3天。水煎服，1天3次服。

3帖药服完呕血、腹痛止，食欲恢复。

（2）月经淋沥不止

女教师，36岁，2017年9月来诊。月经淋沥不尽半年，曾口服药物及刮宫治疗效果不显。

刻诊：经来淋沥，量不多，色红。每次月经淋沥达半个月左右，伴腹胀，食欲不佳。面色黄，精神倦怠。常恶风，肢凉。有过敏性鼻炎，时流清涕。双脉细软，舌淡苔薄白。

用桂枝加芍药汤加炙黄芪、炮姜、附子。经过两次调理，每次服药7帖。月经淋沥止，食欲、精神转佳。

四、半夏泻心汤

若按照仲景原文所列，此方所治之证，是小柴胡汤证误下，损伤中焦，虚其脾胃，少阳邪热乘虚内陷于里，而引起寒热错杂、中焦痞满之证。

但是临床中的使用已不拘泥于条文所限，本方治疗消化系统疾病的范围十分广泛，可谓中焦寒热错杂、虚实兼存的千古一方。

1. 半夏泻心汤原方

半夏半升（洗），黄芩、干姜、人参、甘草（炙）各三两，黄连一两，大枣十二枚（擘）。

2. 经验用量

半夏20g，人参15g，黄芩12g，黄连8g，干姜2g，炙甘草12g，大枣10枚。

3. 临床功效

消痞除满，辛开苦降，益脾和胃。

4. 趣味记忆法

姜（干姜）莲（黄连）找（大枣）草（甘草）扮（半夏）情（黄芩）人

（人参）。

5. 蔡氏方析

仲景原文第 149 条曰："伤寒五六日，呕而发热者，柴胡汤证具，而以他药下之，柴胡证仍在者，复与柴胡汤。此虽已下，不为逆。必蒸蒸而振，却发热汗出而解。若心下满而硬痛者，此为结胸也，大陷胸汤主之；但满不痛者，此为痞，柴胡不中与也，宜半夏泻心汤。"此条讲的是少阳病被误下之后的三个转归，一是误下不严重，柴胡证仍然存在，就仍然用小柴胡汤；二是误下之后引邪盛入里，心下硬满而痛的结胸证，用大陷胸汤治疗；三是误下之后虚其脾胃，而见寒热错杂，心下满而不痛的痞证，用半夏泻心汤。

那么，学习六经入门，为什么会把此方列入太阴篇呢？太阳病医误下，腹满时痛者，是转属于太阴，治疗用桂枝加芍药汤补太阴之虚兼解表。少阳病医误下，但满不痛而成痞，也是转属于太阴。此时由于脾气虚，寒热错杂而成虚痞，仲景用半夏泻心汤治疗。所谓虚痞，其实就是痞塞、满闷的一种主观感觉而已。心下似觉有物撑阻，但按之柔软无物。此痞的形成是由柴胡证误下，损伤中焦太阴之气，无力斡旋中焦寒热所导致，亦是病在太阴。

不论从半夏泻心汤所治病位或药物组成来看，此方亦应列入太阴篇。脾胃属土居于中焦，半夏泻心汤所治病位虽曰"心下"，但并非指心脏，实则是指中焦胃脘之脾胃处所。从方子组成来看，仲景选用人参、炙甘草、大枣来益太阴之虚；用半夏降逆气消痞；黄连、黄芩清热，干姜温里散寒，而使寒热同治。诸药同用，共奏平调寒热、辛开苦降、和顺脾胃之功效。

现代临床常用于急慢性胃肠炎、结肠炎、慢性肝炎、胆囊炎、早期肝硬化、失眠、消瘦综合征等。半夏泻心汤的显效病案太多太多，此不赘述。

第五节 少阴篇——附子、细辛、干姜类方

少阴篇方药，主要是以回阳救逆、温里散寒、救阳固脱的附子、细辛、干姜类方为主。临证常用如四逆汤、附子汤、通脉四逆汤、麻黄附子细辛汤、麻黄附子甘草汤、真武汤及少阴病热化的黄连阿胶汤等。思仲景少阴篇方药，其立法主要以回阳救逆、温里散寒为主，用药是以姜附居多，也就是原文所言之"四逆辈"。由此看出，仲景在明确病机的情况下，组方精当，用药味少，但是每一味药的用量较大，以此来放大每一味药的功效，使药宏力专，力尽所用。

一、四逆汤

本方既是回阳救逆第一方，也是少阴寒证的代表方。此方药只三味，仲景为何要以四逆来命名？李中梓著《伤寒括要》有云："四肢者，诸阳之本，阳气不能充布，故四肢逆冷，是方专主是证，故名四逆也。"这虽然是从方证对应的角度来理解此方，但已经恰当地释义了方名。

任何疾病的发生，其背后都是有发病的因素及发病机制。我们学习六经辨证，就是要练习把握辨证的整体观。方子的运用，要以六经辨证的思维方法给出依据。

如仲景原文第323条："少阴病，脉沉者，急温之，宜四逆汤。"原文第324条："少阴病……若膈上有寒饮，干呕者，不可吐也，当温之，宜四逆汤。"

原文第323条的病机是少阴病阳气虚衰而致脉沉，用四逆汤；原文第324条则是膈上有寒饮，当虚寒所化之饮不宜用吐法时，应以温阳化饮治之，也是用四逆汤。此方虽名曰四逆汤，临证运用绝不仅限于四肢逆冷。由此可知，仲景方在某种情况下不能完全拘泥于条文所限，临证应按照辨六经、识病机、参证候，几者结合，恰当运用，方可发挥仲景经方效如桴鼓的优势。

临证中无论什么原因引起的少阴阳气虚衰，或三阴三阳气皆衰，都会造成

阳虚则寒，使手足四肢厥逆寒冷。此方用上可立即温煦三阴元阳，回阳救逆，温里救急。临证是以少阴寒化，心肾阳气大衰，脉微细而沉，精神萎靡不振为辨治要点。

1. 四逆汤原方

甘草二两（炙），干姜一两半，附子一枚（生用，去皮，破八片）。

2. 经验用量

附子20g，炙甘草20g，干姜15g。

3. 临床功效

温里散寒，回阳救逆。

此方在证候典型，阳气大虚，需回阳救急之时，应以重剂快投，可救阳扶正，立建奇功。

4. 蔡氏方析

本人认为，四逆汤与桂枝汤也是温阳的对偶剂。桂枝汤走太阳温表阳，四逆汤走少阴温里阳。临证多种原因引起的表阳虚弱，以桂枝汤救表，里阳虚衰，以四逆汤救里。仲景原文第91条述："伤寒，医下之，续得下利清谷不止，身疼痛者，急当救里。后身疼痛，清便自调者，急当救表。救里宜四逆汤，救表宜桂枝汤。"

本方是以温里散寒、大热回阳的附子为主药。病辨六经，不论寒邪伤人在经在脏，也不论阳气虚衰在少阴或三阴，作为天赐良物、地赋热性的附子，都为首选良药。

附子此物，温热独具，但关键还看医者怎样配伍。在四逆汤里附子配大辛大热的干姜，可使药性快速暖遍全身，急救三阴之阳衰。大虚者必衰，大衰者必损，所以仲景再配伍补虚益气的炙甘草，三药相合，使阳气迅速回复，虚损得到补益，这才是此方常常能够力挽狂澜的关键。

四逆汤，仲景虽写在少阴篇，但此方可上通心阳，中温脾阳，下回肾阳。所治之证，是以少阴虚寒，或三阴皆虚所引起四肢厥逆、腰脊湿寒、肢体冷弱、冷汗自出或下利清谷，脉微欲绝。也可用于心腹冷痛，下利赤白等。

四逆汤现代常用于阳气虚衰所引起的虚脱休克、腹冷腹泻、虚性低热、闭塞性脉管炎、心源性水肿、心律不齐、房颤、心室舒张功能减退、肾病综合征等。

5. 四逆汤运用经验

（1）冠心病虚寒型

气短怕冷，心悸胸闷，乏力疲劳，肢体畏寒而见脉象细弱，舌淡苔白或白腻。四逆汤数帖，疗效非凡。

（2）高血压阳虚型

血压时高时低，头痛头晕，乏力，怕冷，手足不温，或伴腰腹部冷痛，或双下肢浮肿。舌淡苔白，夜尿多等。治疗用四逆汤加黄芪。

（3）左心室舒张功能减退

王某，男，42岁，保险公司业务员。2017年12月来诊。主诉常发心悸气短、胸闷。彩超检查显示左心室舒张功能减退。平时疲劳乏力，怕冷，食冷腹泻，常感腰与膝盖冷痛。脉细弱，舌淡胖，苔白。

辨治：少阴心肾阳虚。

用方：四逆汤加生晒参。7帖7天，水煎服，日服2顿。

药后诸症好转，原方再进7帖。随访心悸气短1年未再发。

（4）脚大趾麻木

胡某，男，71岁，右侧大脚趾麻木2年余。受凉、走路多时麻木加重。麻木而胀，手掐不觉疼痛。双下肢常发凉，有时腰背部觉怕冷。饮食、二便可，眠可。脉细沉，舌淡。

用方：四逆汤加川牛膝、木瓜。8帖8天。

服药后麻木渐轻，继续调方服药1月余，麻木基本痊愈。

二、麻黄附子细辛汤

本方是治疗少阴病兼表证的第一方。少阴病常兼有表证的原因，一是少阴经脏虚弱，外感邪气后反传太阳而发热；二是太阳病波及少阴而发热。太阳主一身之表阳，少阴主一身之里阳，若两经感邪后同时而病，又为"太阳少阴两感"。

在少阴篇里，涉及两感的证候亦常见，如有些久治不愈的颈椎病、腰椎病及多种骨骼疾病；不孕不育症、慢性疲劳；青少年抑郁症、焦虑症；癌性发热等。临床如能够抓住两感的理论辨治，麻黄附子细辛汤单用或合方用都会收效良好。

1. 麻黄附子细辛汤原方

麻黄二两（去节），细辛二两，附子一枚（炮，去皮，破八片）。

2. 经验用量

麻黄 12g，细辛 12g，炮附子 15g。

3. 临床功效

温经发表，助阳逐寒。

有道是：

麻黄二两细辛同，附子一枚力量雄。

少阴阳虚兼表证，两感为病建奇功！

4. 蔡氏方析

要领略《伤寒论》经典创造的疗效魅力，必须识仲景法度。需明六经的相互关系、表里关系、本末关系，才能更好地辨证用方。

仲景原文第 301 条曰："少阴病，始得之，反发热脉沉者，麻黄细辛附子汤主之。"条文所述是指少阴虚寒证本不该发热，在兼有太阳表证的情况下，反而会发热，治疗用麻黄细辛附子汤。其实仅从仲景条文字面来理解，只是一个证型与方药的示范，而条文背后所揭示的才是法度。提示少阴常与太阳同病；少阴阳虚亦是外感病的源头之一；驱逐外邪有时候要从少阴立法。因此本方的运用，决不能局限于只见少阴病的发热，临床上有许多病症，只要辨出少阴阳虚兼表证，皆可举一反三运用此方，亦会效如桴鼓。

麻黄走表，发散最快，善治急寒。细辛大热走窜，配干姜治肺脾寒饮；配附子则直驱少阴之寒，温少阴经脏。附子辛热，温肾回阳最快。三药相辅相成，附子发动少阴，催动肾气，助麻黄解太阳之表；细辛引导麻黄附子之性，走阴窍，驱经脏阴寒。诸药合用，邪去阳回，可消散所有新旧阴霾。思仲景组方，实非凡人所能。

三、真武汤

从六经立法，知本方是以治少阴阳虚为主，或兼太阴阳虚引起的水饮泛滥证。对于本方的使用，简而言之要记住四个字——阳虚水泛。苓桂术甘汤治中阳不振之水饮，五苓散治太阳蓄水，水热互结之水邪，虽都为利水剂，但从六经病机来看，仲景皆从太阳立法。真武汤则是从少阴立法，治少阴阳虚之水。

1. 真武汤原方

附子一枚，茯苓三两，芍药三两，生姜三两，白术二两。

2. 经验用量（证候典型时可用量加倍）

附子 20g，白术 12g，茯苓 20g，芍药 20g，生姜 20g。

3. 临床功效

温阳，化气，行水。

4. 趣味记忆法

主（白术）妇（附子）拎（茯苓）勺（白芍）姜（生姜）。

5. 蔡氏方析

临床上无论什么样的病因引起的阳虚水泛，其最终还是以少阴阳气不能化水为主要发病机制。少阴主一身之元阳，水津的代谢敷布，若无少阴阳气的推动与主导，则无以完成。

虽然《素问·经脉别论》有"水津四布，五经并行"之说，但临证中我们定要明白，"清水"与"浊痰"有本质区别。水邪为患，真武汤所治，是阳虚不能气化之清水寒饮。这种水饮证主要还应责之于少阴肾，次责之于太阴脾。水饮可上冒清阳，痞结三焦。因此古人说，上焦不治，水泛高原；中焦不治，水停中脘；下焦不治，水乱二便。临证可见心下悸，头眩，身𥄂动，腰以下肿，足胫肿，大便稀溏，小便不利，眼睑卧蚕，手足木胀等。

真武汤治疗少阴肾阳不足之水湿泛滥，以附子为君，其性辛热，擅温阳、化气、行水。其实人身阳气的蒸腾气化之功，如大自然的阳光雨露，古人云："天气下为雨，地气上为云。"因此大自然的阳气蒸腾既可化雨为云，又可化云成雨，这都是依赖阳气的气化作用来完成的。水性寒冽为阴，无阳则不能化阴，人体亦如此。

方中茯苓、白术健脾利水，使水有出路，从之小便；生姜之温散，助附子温阳散寒；配以芍药柔筋，解筋肉𥄂动。仲景法依六经，熟谙药性，才能立意分明高效组方。

临床上若症见少阴阳虚，诸般水患，既可原方使用，也可加减合方运用。真武汤常用于小便不利，心悸不宁，头目眩晕，腹痛，泄泻以及西医学所说的心源性水肿，肾源性水肿，高血压，冠心病，肾病综合征等。

6. 真武汤运用经验

（1）双脚踝及脚背浮肿

记得我30年前治的一位患者，男，乡村教师，时年五十多岁。不明原因的双脚踝及足背浮肿1年余，身体经医院各项检查均正常，就是脚踝浮肿不消。

刻诊：双足及脚踝浮肿明显，按之凹陷。伴见上眼睑似有浮肿，身体怕冷，手脚凉，食欲可，精神可，眠可。大便正常，小便清。

辨证：少阴阳虚不能气化水湿。

用方：真武汤加防己。8 帖 8 天。

复诊见双足踝浮肿大减，继续服药调治 1 月余，后双足浮肿未再发。

（2）真武汤合小陷胸汤治疗冠心病胸痛

戚某，男，69 岁，2010 年元月来诊。冠心病史 2 年，常发左胸痛。发作时面色㿠白，气短乏力，四肢冷，左胸闷疼痛，身体怕冷也怕热，面色暗，饮食、睡眠、大小便均可。舌苔略黄腻，脉沉滑。

辨证：心肾阳虚，痰饮夹热痹阻。

用方：真武汤合方小陷胸汤。9 帖 9 天。

后又经过 3 次复诊，共调治两月余，随访 1 年多，胸痛未发。

（3）眩晕（椎基底动脉供血不足）

焦某，女，51 岁，2020 年 8 月 9 日来诊。3 天前晨起突发眩晕，站立不稳，自觉天旋地转。经头部做核磁共振检查，颅脑未见异常。西医最终诊断为椎基底动脉供血不足。

刻诊：二便正常，恶心呕吐，全身软弱无力，四肢冰冷，面色苍白，出虚汗。六脉细弱无力，舌淡苔薄白。

辨证：少阴阳虚水泛，上冒清阳，引起眩晕。

以阳虚为主，脏无他病，无需合方。

用方：真武汤加生黄芪。8 帖 8 天。

复诊时患者说，服药第 3 天眩晕已完全痊愈，可正常买菜做饭做家务，同时又带了 3 个患者来诊。

四、黄连阿胶汤

此方是治疗少阴热化的代表方。少阴为病，阴盛则寒，阳盛则热。少阴热化，或因相火偏亢，或因误治耗阴，或因精亏液耗等，皆为少阴热化之成因。

心肾同称少阴，少阴经脏阳邪之热，为火性炎上，必然灼亢于心。因此，少阴热化常引起心烦难寐，舌红无苔，或血证妄行，脉细数，口燥咽干等。如果热耗肾阴，火邪成毒，蕴结二阴，损于肛肠者，又可导致下利脓血。

1. 黄连阿胶汤原方

黄连四两，黄芩二两，芍药二两，鸡子黄二枚，阿胶三两（一云：三挺）。

2. 经验用量

黄连 20g，阿胶 15g，黄芩 12g，芍药 12g，鸡子黄两枚。

3. 临床功效

滋阴清热，交通心肾。

4. 趣味记忆法

连（黄连）芩（黄芩）说（芍药）娇（阿胶）子（鸡子黄）。

5. 蔡氏方析

黄连阿胶汤是益阴清热、安宁心肾而除烦、填补阴血不足之千古良方。仲景立下此方，意在向我们传递少阴心与肾阴虚、血少与热亢病证的立法思想。

看仲景组方，其意之奥妙已令人叹服。临证中心肾阴虚，火旺血少被此方一同兼顾。方中以苦寒的黄连为君药，配以黄芩，可以清燥热、虚热、实热及无名之热。用阿胶、鸡子黄补精血以制约亢盛之火，芍药益阴液，仲景把苦寒清热与补益精血合二为一。

少阴热化是虚热灼亢，多会引起心烦不寐，难以入眠，或眠而易醒。当少阴之热独亢，无津液制约，必阴精耗伤。舌为心之外象，热耗无津者必见舌绛红无苔，舌色红如草莓，脉象细数。如果脉证相符，此方可屡创效如桴鼓。

肾又主前后二阴，前阴尿路，后阴肛门。如果少阴阴虚火热伤于二阴者，不论下利脓血还是小便不利，亦可用此方治疗。

6. 黄连阿胶汤运用经验

（1）老年性失眠

罗某，男，71岁，安徽淮南某重点中学退休教师。患间断性失眠5年余。常入眠困难，或睡眠易醒，醒后难以入睡。长期依赖安眠药。

刻诊见形瘦，性急焦虑，走路久双脚无力。食纳不佳，多吃则胃胀，二便可。常手足心热，夜间口干，起夜小便后要喝水。时发高血压。脉象细涩，舌质红无苔。用黄连阿胶汤原方加麦冬，9帖9天。服药后睡眠转佳。

（2）大肠癌术后便血

70岁老人，男，上海闵行区行政干部退休。大肠癌术后1年，近来大便一天4～5次，便中混杂暗红便血。形体瘦，乏力，手足凉，食欲不振，烦躁，睡眠易醒。舌暗红，有剥脱苔。用黄连阿胶汤加附子，方中黄芩改为炒黄芩。7帖7天，水煎服。二诊便血好转，食欲增。以此方继续调理1月余，诸症好转。

（3）肺结核低烧

张某，男，35岁，某工厂打工者。肺结核病史5年，长期口服抗结核西药。近3个月来常发低热，体温37.5℃左右，伴口苦、口干，心烦，有时呕逆，乏力，有时盗汗。脉略细数；舌红苔少，舌体干瘪瘦小。

用黄连阿胶汤加柴胡、黄芩，8帖8天。服药2帖低烧即愈，服完盗汗止，口苦、心烦、乏力均好转。

第六节　厥阴篇——吴茱萸、细辛、附子类方

厥阴篇方药，主要是以温脏散寒的吴茱萸、细辛、附子类方为主，或兼疏郁的四逆散、温脏兼除热的乌梅丸等。因为实际临证中，厥阴寒证较为多见，故吴茱萸汤、当归四逆汤、四逆汤为厥阴病常用之方。当厥阴病热化，在特定

情况下，可以用大承气汤、白虎汤等。

厥阴为六经之末，典型的厥阴病，为病邪与正气纷争的后期阶段，也是六经为病末期常见生死转化的阶段。所以临证又有厥阴常病与厥阴重症之分，但临证实际所见，厥阴常病居多，因此六经入门应先掌握厥阴常病的辨治用方。虽然厥阴病易寒易热，症状表现极致，但临床上厥阴经、脏寒证最为多见。

一、吴茱萸汤

此方是治疗寒在厥阴经或脏的首选方、代表方。临证常用于厥阴虚寒引起的阳明寒呕，少阴下利，厥阴头痛，只要脉证俱符，用此方真可谓效如桴鼓。

1. 吴茱萸汤原方

吴茱萸一升，人参二两，生姜六两（切），大枣十二枚（擘）。

2. 经验用量

吴茱萸 15g，人参 15g，生姜 30g，大枣 12 枚。

3. 临床功效

温中散寒，降逆止呕。

4. 蔡氏方析

此方主治是立足厥阴经、脏大寒为病理基础，常见的主要症状为阳明寒呕，少阴下利，厥阴头痛。我们常说仲景方效如桴鼓，此方若使用得当，会屡屡创效如桴鼓之神奇疗效。

吴茱萸药性大辛大热，其功效有三：一是散寒止痛，二是暖肝下气，三是温中燥湿。生姜暖胃止呕温经气，古人称为"呕家圣药"。人参补虚，大枣甘平，为诸药之使。整方同奏温里散寒、降逆止呕、止痛降浊的功效。

吴茱萸汤虽然药只三味，但仲景向我们寓意了三个思路，这是学习六经辨证、学习经方运用必须要掌握的。哪三个思路？一是病机明确的情况下组方精专；二是证候不复杂时突出单味药的功效；三是药可替法不可替，立意循经。

本方所治之证，厥阴肝寒是主要发病机制。足厥阴肝经夹胃贯膈，肝寒损于胃阳，中焦水津无以温化，必致呕吐清水涎沫。浊阴寒邪凝滞于中焦，则脘腹剧痛如绞，难以自忍。肝肾同源，厥阴肝寒累及少阴，腰冷腹冷，下寒湿利不止。若厥阴寒邪随经脉循行客于颠顶，则见浊阴上逆，头重如裹，头部颠顶疼痛，遇寒则发，食冷易发。此三证皆与厥阴虚寒相关，医者临证务必慎明。

厥阴肝寒之证，只要病机明晰，证候出现，无论是阳明寒呕、少阴下利、厥阴头痛，吴茱萸汤都是一方可治。

此方仲景寓意的第一个思路是，若患者脏无他病，也就是没有大实、大满、大热的情况下，见厥阴寒证出现，临证就要以大辛大热来温寒邪，化浊阴。拿准病机，方向专一，这也是仲景方的一大特点。

第二是放大单味药效力。神农尝百草，留下寒热温凉的药物消除病症。在认准证候时，仲景是怎样做到快除寒热？那就是要组方精当，讲究药宏力专。此时要重用、放大每一味药的效力。因此仲景用吴茱萸一升，人参三两，生姜六两，大枣十二枚。

第三是仲景此方立意循经，表现得最为典型，以及药可替法不可替的辨治思想。无论是少阴寒利、阳明寒呕，还是厥阴头痛，如果皆因肝经循经虚寒，此方则体现了典型的循经而治。我在临证中，每遇厥阴寒邪过甚之患者，为增强疗效，在此方中常加入高良姜或川椒。药虽可增可替，但仲景暖肝散寒、降逆化浊的立法思想是不可替代的。

5. 吴茱萸汤运用经验

（1）胃脘剧烈疼痛反复发作多年

仲某，女，51岁，2019年3月26日来诊。胃脘剧烈疼痛，每半月或两月，或不定时常发作，持续多年。发作时疼痛难忍，呼爹喊娘。伴胃中翻江倒海，口吐清水，呕吐出胆汁。

各大医院反复检查均找不到病因，有时候说是胃炎，有时候说是肠梗阻。每次发作1～3天渐愈，疼痛愈后人感到疲软无力，四肢怕冷。刻诊饮食、睡眠、二便均可。脉象沉细，舌淡胖、苔白。

用方：吴茱萸汤加高良姜。9帖9天，水煎服。共来诊3次，均以吴茱萸汤为主，随访半年疼痛未再发作，告愈。

（2）头痛腹冷剧痛久治不愈

孔某，女，18岁，学生，1997年8月来诊。11岁开始发病，发作时头痛欲裂，脘腹部冷而剧痛，伴呕吐清涎，四肢厥冷。发作不定时，十天半个月或两三个月发作一次，中西医久治不愈。

患者每次发作后如大病一场，虚弱乏力，面色苍白，不欲饮食，需卧床休息，因此辍学在家。刻诊形寒肢冷，舌淡脉细弱。一诊吴茱萸汤原方，7帖7天。服药后自觉腹暖、面色转佳，后又复诊两次。1年后随访，头痛、腹痛竟彻底痊愈。

（3）头痛头晕紧急求诊

14岁少年，安徽马鞍山人，头痛头晕，身冒冷汗，住院治疗1周无效而寻求中医治疗。

患者平时常四肢厥冷，常发腹痛，但忍忍可以过去。1周前突发头痛头晕、呕吐清水冷涎而入院治疗。医院做了核磁共振等相关检查，除诊断有鼻炎，其他查不出任何疾病。

孩子住院治疗多日无效，父母哭诉着向我电话求诊。由于是远程电话问诊，脉象不知，舌照见舌淡苔薄白。据患者常发腹痛，四肢厥冷，吐清涎，舍脉求证，断为厥阴头痛。用吴茱萸汤原方，3帖3天。药后头痛头晕大减，食欲转佳。继以上方加高良姜，4帖4天，诸症痊愈。

二、当归四逆汤

此方是治疗厥阴经脉虚寒的常用之方，也是学习厥阴篇必须要掌握之方。主治肝血虚少，寒凝经脉，阳气外虚，不荣于脉引起的手足逆冷、痛证、脉细欲绝等。

1. 当归四逆汤原方

当归三两，桂枝三两（去皮），芍药三两，细辛三两，甘草二两（炙），通草二两，大枣二十五枚（擘，一法十二枚）。

2. 经验用量

当归 15g，桂枝 15g，白芍 15g，细辛 12g，炙甘草 12g，通草 12g，大枣 12 枚。

3. 临床功效

温经散寒，养血通脉。

4. 蔡氏方析

从本方的组成来看，应是仲景桂枝法的延伸方。桂枝汤是治疗营卫不足，外感风邪的代表方。当一个人血虚营弱，阳气外虚，感邪后易于出现桂枝汤证候。但是这种体质的人，如果桂枝汤证候久带不愈，寒邪常凝滞厥阴经脉，即使不受外邪，也常会寒滞经脉，引起手足厥寒，或腰、股、手足疼痛，脉沉细。

方中以当归、桂枝为君药，一个是养血生血，一个是温经散寒，芍药助当归补充营血之虚，细辛助桂枝温经走窜，通草通阳活血畅血行，姜、枣、草同补营卫之虚而益正气。此方虽无大温大补，但是在缓通其阳时，已快通了血脉，滋养了血气，散去了寒邪。

仲景在原文第 351 条中说："手足厥寒，脉细欲绝者，当归四逆汤主之。"这种手足冷、脉细，是由于血虚受寒，寒凝经脉，血行不畅，阳气不达四肢末端而引起。因为其人寒邪在经不在脏，所以厥逆较轻，投此方常常可立即见效。

当归四逆汤治血虚、表阳虚而有寒气凝滞。如果脏有寒，表里俱寒，也就是仲景所说"内有久寒"之人，症见常常脘腹冷痛、吐冷涎、头痛腰痛，四肢冰冷紫暗者，那就要合方而用，也就是仲景治疗厥阴大寒所用的当归四逆加吴茱萸生姜汤。如《伤寒论》原文第 352 条所言:"若其人内有久寒者,宜当归四逆加吴茱萸生姜汤主之。"

5. 当归四逆汤汤运用经验

（1）手足冻疮

李某,女,13 岁,安徽淮南人。几年来每逢冬天双手生冻疮,初期红肿胀痛,夜晚捂热后痒甚难耐。继而冻疮皮肤会溃烂疼痛,因此无法写字做作业。

患者脏无他病,食纳可,二便调。开方当归四逆汤,9 帖 9 天,药后手足冻疮红肿痛痒减轻。共来诊三次,冻疮渐愈,来年随访无再发冻疮。

（2）痛经伴手足冷

患女杨某,23 岁,半年来每次月经来潮小腹冷痛,平时手足凉,痛经时用必须暖水袋捂小腹,也只能稍缓解。脉细弱,舌淡。用当归四逆汤加橘核、小茴香,10 帖 10 天。药后再行经,痛经大减,手足冷改善。

（3）月经量少

张某,女,26 岁,幼师,2009 年 4 月来诊。自诉每次行经 2～3 天,且经量极少。形瘦面㿠白,时有头晕,怕冷,小便清长。投当归四逆汤加附子、炙黄芪,7 帖 7 天。复诊 3 次,服药 21 帖,经来量增多,面色渐红润。

（4）乳房发育不良

罗某,女,21 岁,某楼盘销售员。自诉月经 13 岁来潮,但是一直胸部扁平,乳房不见发育,被闺蜜戏称为"太平洋"。

偏瘦,食欲不佳、多食胃胀,睡眠不实,二便可。平时多怕冷恶风,有时疲劳乏力。拟方以当归四逆汤加生晒参、阿胶、厚朴、山药间断性服药半年,体重增 6 斤,双乳明显增大。

三、乌梅丸

本方是厥阴篇寒热并用的代表方,古以治疗蛔厥而著称。仲景治厥,热厥用白虎汤,寒厥四逆汤,脏厥用当归四逆加吴茱萸生姜汤,蛔厥用乌梅丸。

然而,此方经历代医家沿用至今,发现其主治功效绝不止蛔厥那么单纯。

临证可用于许多证见寒热错杂的脾胃、肛肠病。

1. 乌梅丸原方

乌梅三百枚，细辛六两，干姜十两，黄连十六两，当归四两，附子六两（炮，去皮），蜀椒四两（出汗），桂枝六两（去皮），人参六两，黄柏六两。

2. 经验用量（做汤剂）

乌梅 30g，细辛 8g，干姜 12g，黄连 15g，当归 10g，熟附片 12g，蜀椒 10g，桂枝 15g，人参 12g，黄柏 12g。

3. 临床功效

清上温下，理脏安蛔。

4. 趣味记忆法

富（附子）贵（桂枝）新（细辛）疆（干姜）人（人参），当（当归）交（蜀椒）柏（黄柏）连（黄连）梅（乌梅）。

5. 蔡氏方析

前贤实践发现，蛔虫得苦则下，得酸则静，得辛则伏，所以重用乌梅之酸涩以安蛔，黄连、黄柏之苦降下蛔，细辛、附子、川椒、干姜之辛以伏蛔；蛔虫厥利，正气必虚，则用人参、当归益气血。所以，蛔厥者乌梅丸显效。蛔厥以自吐蛔、腹痛时作、烦满呕吐、手足厥冷为辨治要点。

当今时代，生活条件改善，蛔虫已十分少见。但此方治疗寒热错杂的胃肠道疾病仍可大建其功。当正气虚，有寒热并存的胃肠道疾病久治不愈，常会引起下利、便血、腹痛、呕吐等。乌梅丸温脏益气、扶正、清热又止血的组方设计常可收效良好。观此方组成，仲景是以敛涩、清热、温阳、扶正为主要功用，这不仅体现出厥证在临床上具有寒热虚实的复杂性，也说明仲景深知疾病矛盾存在的复杂性。

临床实践发现，疾病很多时候并非是一个单纯的寒证或者热证，大多数情况下，都具有寒热错杂的表现，只是寒热的矛盾哪一方面更突出而已。因此，在仲景原文中常出现"寒多热少""热多寒少"等描述。针对厥阴病包括蛔厥，当寒热虚实交错时，仲景定下乌梅丸方。

乌梅丸临证除了可用于蛔虫病，还能够治疗胃及十二指肠溃疡、慢性结肠炎、肠应激综合征、克罗恩病、痔疮出血及多种因素的肠溃疡等。

6. 乌梅丸运用经验

（1）慢性腹泻

刘某，女，26岁，安徽合肥某国企职工。常于受凉后或不明原因引起大便稀溏，常每天3～5次排便。便后肛门灼热擦不尽，大便黏着便池。冬季怕冷手脚凉，怕凉食冷饮。脉象细弦，舌红苔白。乌梅丸方做汤剂加减，调治一月余，彻底痊愈。

（2）结肠炎便血

石某，男，31岁，2019年9月19日诊。

确诊结肠炎半年余，服西药可症状改善，但仍然常发作。大便一日3～4次，腹痛里急，便血、色鲜红；大便黏液、糊状；有时排便色红，肛门灼热火辣，有下坠感。体重减轻，怕冷，乏力。脉沉，舌淡。

乌梅丸原方做汤剂加肉豆蔻，8帖8天，日两汤。药后症状大有改善，以此方调治两个月，基本告愈。

（3）胃脘疼痛

杨某，男，33岁，建筑工人。胃脘疼痛多年，反复发作，受凉吃冷食、劳累后加重。胃镜诊断十二指肠溃疡。初服西药有效，后来服用无效。发作时疼痛剧烈，自觉胃脘凉；口臭便黏，牙龈出血。痔疮有时出血，肛门有下坠感。

治疗：柴胡桂枝汤加干姜、黄连、附子、川椒，7帖7天。药后症状减轻。后以乌梅丸做丸剂口服，经治疗1月余，疼痛未再发作。

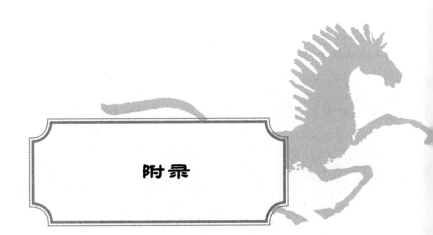

附录

附一：略谈蔡氏经方临证合方思路

按照病循六经，证辨六经，那就要清晰地把握六经框架。在六经框架下辨证施治，就必须明确六经方药，也叫作六经病的六大类方。

当六经之中单纯某经的病、证出现，直接对应某经方药，即可收效良好。如：三阳病中，太阳伤寒用麻黄汤，太阳中风用桂枝汤；阳明经热证用白虎汤，阳明腑实证用承气汤；少阳中风用小柴胡汤，少阳腑实证用大柴胡汤等。

三阴病中，太阴虚寒用理中汤、建中汤，太阴实证用桂枝加大黄汤；少阴阳虚兼表证用麻黄附子细辛汤，少阴阳衰、脉欲绝用四逆汤；厥阴经脏寒证用当归四逆汤、吴茱萸汤，厥阴寒热错杂用乌梅丸等。

医家常言，有是证，用是方，方证相应，亦是医者必修，也是经方应用高屋建瓴的根基。

但是从临床实践来看，患者单纯只患一经一病或一证的现象不多见，单纯的一经一病多为偶感、新病。如果按照平日门诊患者的百分比划分，这样的患者不足百分之十。日常门诊患者多数情况下可见两经或多经合病，或寒热并见，或虚实并见，或寒热虚实同时在一个患者身上出现。这就要求医者临证要有合方思路，要有活用经方的思路。否则会犯顾此失彼、抓东丢西的错误，这样就会施治无效或疗效稍纵即逝。尤其对于久病多病之人，或治而无功，或初始有效，不能善后。这样临床找不到方向感，有些医者甚则会由此而怀疑经方不效，中医无用。这也是有些医者不明不白，执业生涯混迹一生、碌碌无为的原因。

那么，单张经方，只对应一经一证的运用效如桴鼓、发挥奇效的时候有没有呢？答案是肯定有的！一是在新病偶感，证候单纯的情况下；二是在虽然多经同病，寒热并见，但主要证候十分明显，次证可以忽略不计的情况下。如愚用大黄甘草汤两味药，救治呕吐不止、食则即吐的巨结肠女患者；用苓桂术甘汤治疗眩晕多日卧床不起的患者；用桂枝汤原方治疗汗出恶风患者；用吴茱萸汤治疗腹冷痛、吐冷涎患者等，都是效如桴鼓。

把握每一张经方的辨治要点，尤其是能够按照六经框架，思维明晰地分类用方，也是医者应该掌握的基本功。

医学是以健康人体，解除疾病痛苦为目的。不能成为教条的形式主义，也不能成为理论不可打破、而无法进一步丰富提高的虚荣完美主义，更不能沦为理论精彩、疗效虚无的花瓶主义。

在仲景六经辨证的基础上，本人拓展、细化了三阴病、三阳病的辨治，突破了许多疑难病证、急症的疗效瓶颈，让一些大家普遍认为中医不能治疗的疾病变成了可能。如用六经辨证整体观立法方药，治愈的西医学认为不治或难治的硬皮病、化脓性脑膜炎、脑梗死、慢性心肌梗死、子宫腺肌症、特发性血小板减少、顽固性哮喘、克罗恩病等。

本人对于经方合方的应用做了长期的探索实践，积累了一些行之有效的经验，可以从三个方面谈谈这一合方思路的运用。

（一）以六经为根基，加减合方

运用经方合方或加减，首要的就是以六经为根基。仲景在六经病的辨治中，已示于我们一些方法与范例针对经方不能解决的疾病难题。

三阳病初期单纯，可以单独用方，久病复杂必须合方而治。但是合方绝不是把几张经方简单地堆砌，而是在把握六经为病矛盾的复杂多样性、单张经方难以解决的情况下，有理有法地进行合方。如面对一个三阳大实证的患者，此类患者常伴高血压、高血糖、高尿酸，发病时病势急迫，多有凶险。这样的患者都是有表证、有里实、有水瘀、有湿热、有气滞，此时单用承气汤、白虎汤、葛根汤都难以解决问题。只有把三阳病诸多病理现象合方而治，才能效如桴鼓，拯救患者于水火。因此就应运而生了"三阳大开泰法"。即由治表证的葛根汤，阳明大热的白虎汤，燥实痞满的承气汤，少阳邪实的大柴胡汤以合方。再佐以化水瘀的茵陈五苓散，加茯苓、牡丹皮、桃仁，共同形成"三阳大开泰方"。但这皆是以六经辨证为根基的合方。

（二）全合方与取方意

如两经或三经病的证候几乎一样突出明显或者两经或三经证候均不明显，但是出现的证候是两经或三经同病所带来的结果，此时就可以把两张方相合，如仲景的柴胡桂枝各半汤、桂枝麻黄各半汤、当归四逆加吴茱萸生姜汤等，这都是把方子完全相合的典范。如根据临床实际需要，我拟出的三方姜连汤，即三阳病三张方加干姜、黄连而成。

据临床实践发现，两方或三方相合所衍生的临床意义，也远不止只针对性地解决两三经证候，两方相合也不是一加一等于二的数学公式。由此所延伸的治疗功效的广度与深度，还有待我们进一步挖掘研究。这也是仲景学说所带给我们的无尽思考与兴趣。

如果说当几经同病或疾病主证明显，需要完全合方，而又有些可以或必须要同时处理的兼证出现时，此时不一定要完全合方，只需取其方意，也就是把某张方的一两味主药拿来运用，即可实现增强疗效、治愈疾病的目的。

比如一个典型的小柴胡汤证候出现，病家往来寒热，心烦喜呕，不欲饮食，同时还伴有大便解而不畅，解一半留一半，又不见腑证，此时在小柴胡汤中加一味少量大黄即可，这是取承气汤中大黄通便畅下的作用。

（三）整体局部从属把握合方

临证常常遇见有些慢性病、老年病的主诉多，证候复杂，寒热虚实往往可并见，病情较为疑难，处置甚为棘手。此时辨证立法就要服从整体，必要合方，甚至是几经同治大合方。但这种情况下要掌握病家是热多寒少，还是寒多热少；是虚多实少，还是实多虚少。

当几方相合后，对于整张处方的审视、把控必不可少。这是对合方加减、调节药物用量的关键。如整张方中，寒凉药或温热药过多，此时应当结合病家体质，适当再把控增加或减少寒热药物的用量。力求整张方子的平衡能和证候与病机相适应。

当证候急迫，主证明显，此时不可大合方。应整体服从于局部，主方对主证。即使必须要顾兼证的情况下，也只能取其方意，或拿来一二味必用之药，以图快解病情，增加疗效。

如仲景在白虎汤中加人参一味，即白虎加人参汤，治疗单张白虎汤方功效不及的气津两伤；治疗太阳表证未解，内有邪热积滞，腹满实痛的桂枝加大黄汤，加入大黄一味，即治单张桂枝汤不能胜任的表证里实；还有回阳救逆兼固脱的四逆加人参汤；治疗男子失精、女子梦交的桂枝加龙骨牡蛎汤等。这些都是整体服从于局部的用方思路。

附二：六经辨证简明歌诀

医圣伤寒写六经，临床诊疗须辨清；

病跟经走先定位，方跟病走不离经；

三阳多为外感病，三阴多为内伤因；

外感邪气常不解，入里变化损三阴！

三阳篇上几大证，世人多数带在身；

风寒虚邪常犯表，衣食不慎难愈清；

太阳中风桂枝证，鼻鸣干呕常恶风；

太阳伤寒麻黄证，无汗而喘脉浮紧；

太阳蓄水小便少，入水即吐用五苓；

太阳蓄血人如狂，桃仁承气下自清！

二阳本是阳明病，经腑之证要分清；

经证目痛脉浮长，葛根汤解效验灵；

经热耗气损津液，大汗多饮热伤阴；

大热大渴脉洪大，白虎清热救液津；

腑证燥实痞而满，满痛燥屎气难行；

谵语潮热眠出汗，大承攻下即存阴！

少阳乃为第三阳，心烦喜呕脉弦紧；

往来寒热不欲食，小柴和解最相应；

心下痞硬呕不止，邪伤胆腑大柴灵；

胸满呕逆日晡热，少阳邪气犯阳明；

柴胡芒硝汤须用，外解少阳里热清！

三阳邪气若不解，病邪传经入三阴；

吐食腹满太阴证，自利理中悸加苓；

表证误下腹时痛，桂枝加芍填脾津；

误下腹痛病腹满，桂加大黄当审行；

太阴虚滞脘腹胀，厚姜半甘加人参！

背寒欲寐口中和，咽痛厥利入少阴；

阳虚低热身疼痛，麻附甘草汤安宁；

少阴外感兼太阳，脉沉发热麻附辛；

真阳衰惫四肢冷，脉微欲绝四逆寻；

心烦难卧舌如莓，黄连阿胶汤最灵！

厥阴寒凝肢体冷，当归四逆建功勋；

吐涎腹冷颠顶痛，茱萸生姜汤先行；

蛔厥久利或腹痛，烦躁呕吐手足冷；

胸热肢厥得食吐，厥静复烦乌梅宁！